Herta Richter (Hg.)
Atemwelten

Herta Richter (Hg.)

Atemwelten

Einblicke und Gedanken zur Atemtherapie

forum zeitpunkt
Reichert Verlag Wiesbaden 2005

Bibliografische Information Der Deutschen Bibliothek
Die Deutsche Bibliothek verzeichnet diese Publikation in der Deutschen Nationalbibliografie; detaillierte bibliografische Daten sind im Internet über http://dnb.ddb.de abrufbar.

Dr. Ludwig Reichert Verlag Wiesbaden 2005
ISBN: 3-89500-459-6

Gedruckt auf alterungsbeständigem Papier mit neutralem pH-Wert.
Printed in Germany.

Inhalt

… lehre sie die Sehnsucht nach dem weiten endlosen Meer

Herta Richter

Sehr jung durfte ich, fast wie ein Schmetterling, der von einer Blüte angelockt wird und ihren Blütenstaub kostet, in die geistige Welt des Atems hineintauchen und aus ihr Nahrung saugen.
Es war ein Lebensgeschenk.
Diese geistige Nahrung senkte sich als Ahnung in den Grund meines Wesens und durfte dort lange verweilen, um zu reifen. Vielerlei geschah über diesem Grund, doch das, was da eingesenkt war, begann zur rechten Zeit aufzuwachen und sich zu entfalten. Neue Nahrung von außen kam dazu, musste verarbeitet werden in den Entwicklungsprozeß hinein, und so entstand ganz langsam eine durchlässige Form, eine Gestalt, die ständiger lebendiger Verwandlung ausgesetzt war auf dem Weg des Reifens.
Mein Dank gilt dem Mann, der als erster und am tiefsten mir den Blütenkelch zu der reinsten Nahrung geöffnet hat.

„Wenn du ein Schiff bauen willst, so trommle nicht Männer zusammen, um Holz zu beschaffen, Werkzeuge vorzubereiten, Aufgaben zu vergeben und die Arbeit einzuteilen, sondern lehre sie die Sehnsucht nach dem weiten endlosen Meer." – so schreibt Antoine de Saint-Exupery in der „Stadt in der Wüste".

Lehre sie die Sehnsucht nach dem Meer.
Kann man Sehnsucht lehren? Nach dem Meer?
Doch allein bei dem Gedanken weiten sich die Sinne, da sind die Wellen, ihr Kommen und Gehen, ihre Stille, ihre Wildheit, die Unendlichkeit der Weite. Die Seele wird frei, der Atem schwingt. Der Atem ist wie das Meer, in seiner Unendlichkeit in unserem endlichen Körper, Raum durchdringend, uns beseelend.

Lehre sie die Sehnsucht nach dem Meer.
Das traf ganz in meine eigenste Erfahrung, und mein Wunsch zu lernen, den Atem so zu lehren, wurde immer drängender.
Aus ihrer Sehnsucht heraus lernen die Schiffsbauer alles, was nötig ist an Wissen und Fähigkeiten, dass ein Schiff entsteht. Die Sehnsucht gibt ihnen Kraft durchzuhalten, bis es soweit ist, dass sie es dem Meer übergeben können.

Kürzlich, nach einer Geh-Meditation, wurde ich um eine Atembehandlung gebeten. In ihrem Verlauf wurde mir wieder deutlich, wie es immer um eines geht: in dem Maße, in dem Schritt für Schritt das Machen, das Wollen, der Ehrgeiz, die Eitelkeit, die Angst des Menschen schrumpfen, taucht aus der Tiefe das Neue auf, „der neue Mensch", authentisch, anvertraut, verbunden. Man muß diese Entwicklung gesehen und vor allem gespürt haben, um das ganz zu begreifen.

Das Gehen wird eine durchfließende Bewegung, da ist gleichzeitig Halt und Fluß. Und Aufrichtigkeit und Freiheit, und jeder Schritt ist Leben, völlig im Jetzt und Hier.

Dasselbe geschieht in der Übung des Atems. Sei es in der Behandlung oder in der Gruppe. Schritt für Schritt ist es ein Lernen, sich von Unnötigem, Festgelegtem, Hinderndem zu trennen und bei jedem neuen Schritt kommt der „neue Mensch" zum Vorschein und mit ihm die Sehnsucht. Die Sehnsucht nach der Quelle des Atems, des Seins.
Aus ihr, der Sehnsucht, entsteht von selbst die Bereitschaft, einen Lernweg auf sich zu nehmen, übend dem Atem einen durchlässigen Leib zu schaffen, wach, bewusst und differenzierend in die Welt des Atems einzudringen und sie zu durchdringen. Die Empfindlichkeit für Falsches, von der Macht des Ego Bestimmtes wird wacher, feiner, es kann nicht mehr so in den Vordergrund drängen und wenn doch, wird es schneller erkannt. Das Eintauchen in den Quell-Grund schafft neu Verbindung mit der ursprünglichen Sehnsucht, *dem ursprünglichen tiefen Wissen des Menschen.*

Ich stelle Arbeiten von Atempädagoginnen/Atemtherapeutinnen vor, die durch unsere Schulung gegangen sind. Diese habe ich ausgewählt, weil sie nach meiner Einschätzung wiedergeben, was unser Anliegen ist. Die verschiedenen Themen, in Beziehung zum Atem gesetzt, sind gewählt aus dem ganz spezifischen Hintergrund der einzelnen Verfasserinnen. Deshalb stelle ich sie zu ihren Arbeiten auch kurz vor.
Ich hoffe, es wird deutlich, wie vielschichtig und umfassend die Wirkung des Atems ist, als Träger von Wandlungsprozessen des Lebens, die immer gleichzeitig den Körper, die Seele und den Geist des Menschen betreffen.

Wieviel „Methode“ verträgt der Atem?

Herta Richter

Im Duden finde ich zu Methode den griechischen Ursprung „methodos“ – nach festen Regeln oder Grundsätzen geordnetes Verfahren. Aber auch „Weg, Gang, schrittweise, durchdacht“.

Wir sind seit der platonischen Philosophie in einem dualistischen Denksystem gefangen. Wir gewinnen durch Vergleichen, Unterscheiden, Gegenüberstellen Erkenntnisse und glauben, sie auf die Wirklichkeit übertragen zu können. Das ist aber nicht möglich. Die dem Leben zugrundeliegende Wirklichkeit kann nicht dualistisch sein, sie ist eine Einheit. Der trennende Verstand kann zu dieser Einheit nicht finden.
Wenn wir den Atem mit dem Begriff Methode verbinden, heißt das „Weg, Gang“, schrittweise, durchdacht – zum Atemgeschehen hin. Das ist alles zu bejahen, auch das „durchdacht“, allerdings zu seiner Zeit. Das offene, dem Atem zugewandte Lauschen ist eine eigene und unverwechselbare Form des Denkens.
Das Handwerkszeug der Wissenschaft führt auf dem Weg des Denkens zu einer schrittweisen Erkenntnis auf der Ebene der Ratio. Auch in der Annäherung an den eigenen Atem ist das Gehen, die schrittweise Annäherung an das Wesen des Atems, der in uns wirkt und unsere Lebendigkeit trägt, ein guter Zugang. Doch der Weg zu sich selbst im Atem gehört einer anderen Ordnung an, die aus den Elementen und Funktionen des ganzen Lebens, des ganzen Menschen, aus dem Geist der inneren Einheit erwächst, nicht aus der Trennung. Diese Ordnung zeigt sich nicht im Prozess des bloß rationalen Denkens, sondern gerade in dem Sich-lösen davon, im Lernen zu lauschen auf die Stimme der Natur, des Lebens, im Geschehen-lassen dessen, was sich offenbart – gerade dadurch. Ich setze für das Wort „durchdacht“ im Moment die Begriffe „offen für die Welt“, „achtsam, spürsam, lauschend“.
Wenn wir achtsam, spürsam dem Atem lauschen, können wir nicht anders, als uns unserem Inneren zuzuwenden, dem rhythmischen Geschehen, dem Strömen in unserem Körper. Da ist schon die erste wichtige Einladung aus der Trennung in die Einheit. Das Kommen, das Gehen, die Stille dazwischen. Und wichtig dabei ist, die Beobachter-Rolle zu verlassen und sich ganz mit dem Fluß zu verbinden. „Ich bin ganz in diesem Moment. Ich bin mein Atem“. Wenn das gelingt – und es dauert oft eine geraume Zeit – stellt sich eine Erfahrung von Geborgensein in der Zeit, im Raum, in der Welt ein. Dieses Erlebnis ist ein großes Geschenk, wir können es nicht machen, wir kön-

nen es nicht haben wollen. Es gibt sich nur aus dem Einswerden, nie aus dem Beobachten eines Vorgangs.
Ich komme noch mal zurück auf dieses „durchdacht“. Da die Annäherung an den Atem nicht an einen rationalen Denkprozess gebunden ist, sondern an ein Bewusstwerden dessen, was im Atem mit und in dem Menschen geschieht, wird die Vorherrschaft dieses Denkens entthront. An seine Stelle treten ganz andere Qualitäten: bereit zu werden, nicht nachzudenken, sondern nachzuspüren, dem inneren Leben nachzugehen, sich Zeit dafür zu lassen, es nicht greifen zu wollen, ihm still zu begegnen, um seine Stimme zu hören. Und wenn diese Stimme immer wieder hörbar wird, wird ihre Aussage mit der Zeit verständlicher. Es geht nicht mehr um „richtig“ oder „falsch“, sondern um die Wahrnehmung des Atems, des Lebens und seiner bewirkenden Kraft in uns. Da der Atem eine sehr große lösende, durchleuchtende Wirkung ausübt, bringt er vieles an den Tag, er schwemmt es gewissermaßen ans Licht, er kann so im wahrsten Sinne er-lösen.
Traumatische Erlebnisse, oft aus frühen Zeiten, tauchen manchmal aus dem Dunkel des Unbewussten empor. Nun können sie verwandelt werden: Nicht im Denken, nicht im Reden, sondern in der heilenden, umfangenden Schwingung des immer bewußter werdenden Atems. Das Wort wird/kann folgen, manchmal vielleicht erlösend, wenn es das richtige ist, d. h. gefunden und sich formend aus dem Erleben, aus der Verbindung mit dem Inneren. – Dann wird vielleicht ein tiefer Atemzug oder Seufzer die festgehaltene Form lösen.
Es wird immer deutlicher, wir befinden uns bereits auf einem Weg, auf dem die Sinne Wegweiser oder Orientierung sind.
Ich denke hier besonders an die berührenden Hände in der Atembehandlung. Manche Menschen haben ein Leben lang gedacht, haben entdeckt und geforscht mit Hilfe ihres Intellekts, haben ihr Leben gebaut auf viele Vorstellungen und Gedankengebäude, und sie wissen nicht und spüren nicht, dass sie einen Körper haben, bis er sich vielleicht irgendwann sehr unangenehm zu Wort meldet.
In der Berührung solcher Menschen zeigt sich oft eine große Hilflosigkeit, sie haben sich ja so lange aus ihrem Körper zurückgezogen. Der Körper versteht nicht. Wer hat sich denn aus ihm zurückgezogen? Die empfindende Seele. So ist er taub und stumm geworden. Um hier „erfolgreich“ zu behandeln, bedarf es innerer Stille, Geduld, Anschluß an die Verbindung mit sich selbst im Atem.
Wesentlich in der Wirkung des Atems ist, dass er die Menschen schwingungsfähig macht und sie dadurch aus einer festgelegten, oft erstarrten Form herausnimmt, daß sie wieder fähig werden, zu reagieren. Reagieren können heißt lebendig sein. Das kann auch heißen, schreien, weinen, lachen, Gren-

zen werden erschüttert und irgendwann aufgelöst. Reagieren kann auch sein, ganz still den behandelnden Händen folgen und unter ihnen lebendig werden. Es heißt ja, zu antworten, auch dem Unbekannten. Es heißt auch: Gegensätze umspannen, im Atem. Das ist Atemkunst.
Im Griechischen heißt *methodos* auch „nach festen Regeln und Grundsätzen geordnetes Verfahren".

Hier stocke ich und es drängt sich mir das Wort aus der Bibel auf „Der Wind weht wo er will". Wind – Atem – Pneuma – Spiritus, vertragen sie eine Methode, um sie sich vertraut zu machen?
Die Annäherung muß vorsichtig sein im Bewusstsein, dass immer das Ganze des Menschen einem entgegenkommt, also natürlich auch das eigene Ganze. Auch mit dem Bewusstsein, dass jeder Mensch eine eigene Welt darstellt, die sich in seinem Atem zeigt und erkannt sein will, die nicht in ein Konzept zu pressen ist.
In meiner Fantasie melden sich zu den „festen Regeln und Grundsätzen" für einen Atemlehrer:

- Bringe Dich selbst in Ordnung.
- Jede Begegnung im Atem geschehe in Achtsamkeit und Achtung.
- Versuche, die Gesetze des Atems zu erkennen, indem Du Dich mit Deinem Atem vertraut machst und verbindest. Je deutlicher Dir diese Gesetze werden, mit desto leichterer Hand wirst Du sie bei Menschen, bei denen sie verloren gegangen sind, wieder offen legen.
- Werde Dir bewusst, dass kein Atemzug wie der andere ist, dass also jeder Atemzug neu und einzigartig ist.
- Lerne in der Behandlung und Atembegegnung Dein Herz zu öffnen, zu Dir selbst und zu dem Menschen, dem Du begegnen willst. Dann wird Deine Berührung, sei es die der Hände oder die Deiner bereiten Seele den Menschen direkt, ohne jeden Umweg, treffen und auf ihn wirken.

Da ist ein großes Potential an Freiheit. Wenn wir selbst diese Freiheit erleben, können wir sie auch den Menschen, die bei uns lernen, vermitteln.
Diese Art Freiheit heißt nicht Wahllosigkeit, Beliebigkeit. Im Gegenteil. Sie heißt tiefste Verpflichtung zu dem sich ständig wandelnden Leben, zu dem Geist in uns. Ständige Offenheit, mit der Wandlung mitzugehen, also nicht halten wollen, was ist und gehen muß.
Nur feines, in der Übung des Atems entwickeltes Sensorium wird in der rechten Weise das erfüllen können.

Eine im voraus festgelegte „Methode“ wird diesem ganzheitlichen, tief inneren Geschehen leicht im Wege stehen.
Die innere Erkenntnis führt auf dem Weg und eröffnet immer mehr Weisen therapeutischen Umgangs und Handelns.

Wir können ohne die Orientierung im äußeren Leben, die uns das dualistische Denken gibt, nicht leben. Wichtig ist, dass wir nicht glauben, das sei alles, hier sei die Lösung der Fragen des menschlichen Lebens. Viel zu deutlich sehen wir die verheerenden Folgen dieser einseitigen Verstehensweise. Leicht verliert sich der Boden.

Ein Wort aus den Zen-Lehren sagt es so: leert die Köpfe,
füllt die Bäuche.

Das heißt, verliert den Boden nicht durch Eure überfüllten, angestrengten, vom Körper abgetrennten Köpfe. Bleibt in lebendiger Verbindung mit Eurem innersten Wesen, mit Eurer inneren Welt. Kommt in die Stille, indem Ihr Euer Denken hinunter senkt zu den Wurzeln.

Die Menschen
schauen immer von Gott fort.
Sie suchen ihn im Licht,
das immer kälter und schärfer wird,
oben. –
Und Gott wartet anderswo – wartet –
ganz am Grund von allem.
Tief.
Wo die Wurzeln sind.
Wo es warm ist und dunkel.

Rainer Maria Rilke

Ich komme zu dem Schluß:
Da der Atem so sehr Träger der Verbindung zwischen den menschlichen Ebenen Körper-Seele-Geist ist, verträgt er wenig Methode im gewöhnlichen Verständnis. Es wäre ein Missverständnis, daraus zu folgern, dass es nicht einen logischen Lernweg zur Entfaltung des Atems gäbe. Doch er ist sehr variabel, darf vor allem nicht an erster Stelle stehen. Er muß sich ganz nach den Bedingungen des einzelnen Menschen richten; der Rahmen einer Methode, wenn man diesen Begriff so anwenden möchte, müsste sehr weit gespannt werden, um den Menschen gerecht zu werden.

Doch „Weg, Gang schrittweise" – das alles passt zu dem Gehen auf dem Weg der Atementfaltung. Wenn wir tief genug hinuntergestiegen sind, wird das Denken sich nicht mehr so leicht trennend in den Weg stellen und stören. Da ist der Platz des „Durchdenkens".

Wenn diese Ebenen immer mehr in Einverständnis zueinander finden und sich nicht bekämpfen müssen, ihre Machtansprüche aufgeben können, wird der Mensch einen Weg finden zu innerem Frieden. Der Atem wird kraftvoll und sanft und tief in ihm schwingen.

„Schreiben ist wie Atmen“

Mica Claus

Atem ist des Künstlers Art
In Rede, Form und Ton.

J. L. Schmitt

Schreiben ist wie Atmen.
Man stirbt , wenn man es lässt.
Der Lyriker bietet uns die Pause,
in der Zeit stillsteht.
Darin ist die Kunst der Liebe verwandt.

Hilde Domin

Einstimmung

Ich rufe mir eine Erfahrung mit einem Satz von Antoine de Saint-Exupery aus meiner Erinnerung zurück. Es war ein Übungsangebot in einer Atemstunde vor dem Pfingstfest.

Alles Geistige mündet in Leiblichkeit.

Ein freies Angebot, damit in Verbindung mit dem Atem umzugehen.

Ich erspüre über meine Hände meinen Leib, wecke ihn, berühre mich, lasse die Hände auf verschiedenen Bereichen ruhen, dringe durch zu mir – nehme mich an. So bin ich gemeint – mit meinem Leib, der ich bin. Das Leibliche, das die Basis ist, mich dem Geistigen zu öffnen.
Eine Hand löst sich und stellt Beziehung her zu dem, was mich umgibt: Raum. Ich begegne dem Raum. – Die andere Hand löst sich empfangend nach oben und ich erfahre tief, dass ich von einer geistigen Kraft geführt bin.

Getragen von der Erde, geführt vom Himmel. Ich atme, nehme den ewigen Strom wahr. Der Ausatem – er mündet in die Pause. Das Leben – es mündet in den Tod. Der Fluß, der Atemfluß, mündet ins Meer – das Ewige.

Alles Leibliche mündet in Geistigkeit.
Alles Geistige mündet in Leiblichkeit.

Durch mein Leben begleiten mich meine Freunde, die Gedichte, und je länger und tiefer ich den Atemweg gehe, mich auf ihn einlasse, desto mehr verbindet sich die Atemerfahrung mit den Botschaften des Gedichts:
Das Gedicht wird Erfahrung in mir.

Ich sitze auf dem Hocker, spüre die tragende Basis und sammle mich zur Mitte – zur Sonnengeflechtsmitte. Ich bin bei mir zuhaus. Eine Schwingung entsteht wie ein Tanz um eine Mitte. Eine Hand löst sich vom Leib, ich öffne mich aus meiner Mitte: „In die Mitte der Welt führt meine Spur". Aus der Erfahrung mit meiner Mitte ist die Begegnung mit der Welt möglich geworden – dem Du.
Die Begegnung mit der Mitte lässt mich daran denken, dass Oktavio Paz, der mexikanische Dichter, seine Großen Gedichte „Suche nach einer Mitte" betitelt hat.
Und wie das Gedicht von R. M. Rilke „Der Panther" das Gefangensein mit den Worten ausdrückt:

Der weiche Gang geschmeidig starker Schritte,
der sich im allerkleinsten Kreise dreht,
ist wie ein Tanz von Kraft um eine Mitte,
in der betäubt ein großer Wille steht.

Aus der Übung und der daraus gewachsenen Erfahrung schenkte sich mir das Thema:

Atem und Dichtung

Ausgehend von meiner persönlichen Erfahrung werde ich Atem und Dichtung von verschiedenen Aspekten her beleuchten und versuchen, sie in Zusammenhang für meine Arbeit zu stellen.
Mit dem Wissen, dass sich im Atem vieles dem Wort entzieht und im Gedicht oft die Worte wirken, ohne dass denkendes Verstehen möglich ist, will ich es wagen, dem Verbindenden nachzugehen.

Was ist Dichtung?

Dichtung ist die Kunstart, die sich auf die Ausdrucksmöglichkeit der Sprache gründet. In archaischer Zeit war Dichtung überwiegend gleichbedeutend mit der *rhythmisch* und bildhaft gesteigerten Aussageweise religiös-mythischer Glaubensinhalte. Als Hymne und Gebet, Preislied und Spruch ist Dichtung schon aus den ersten Anfängen menschlicher Kultur überliefert. Sie unterscheidet sich von der Prosa der Alltagssprache dadurch, dass sie *„gebundene“*, d.h. durch *äußere* und *innere Formgebung* gestaltete Rede ist. Sie verwendet als Kunstmittel *Rhythmus* und Reim, Strophenbildung, kühne und freie Satzgestaltung, vor allem aber die versinnlichende und vergegenwärtigende Kraft symbolischer Aussageweise (Umschreibung, Bild, Gleichnis, Metapher) und richtet sich stärker als die anderen Künste *an den Menschen als geistig-seelisch-sinnliche Ganzheit.* Die Dichtung wendet sich an die Fähigkeiten im Hörer oder Leser, seine *Seele ergreifen zu lassen und zu verwandeln,* sodaß sie *fähig wird*, jener Lebens- und Welterfahrungen und -deutungen *innezuwerden,* die nur durch die Kunst angemessen ausgedrückt und übertragen werden können.
Der Sprache wohnen bereits von Natur her überall Sinn- und Deutungsbezüge inne: ihre Klangfülle, ihr Reichtum an Bildern, Anschauungen, Vorstellungen, Erkenntnissen strömt der Dichtung zu.
In der Dichtung vollzieht sich der schöpferische Erneuerungs- und Wiederbelebungsprozeß der Sprache, wie denn erst die großen Dichter durch ihre sprachschöpferische Leistung jener Weltschau und Weltdeutung Wirklichkeit und Gültigkeit geben, die der Daseinserfahrung und -bewältigung der einzelnen Völker, Epochen und Kulturen eigentümlich ist. Darüber hinaus gestaltet Dichtung auf ihren Höhepunkten Sinnbilder der ewigen Menschheitsfragen, die den Wandel der Zeiten und Kulturen überdauern. Dichtung zielt auf große, leitbildhafte Normen und auf *Verwandlung, Steigerung und Befreiung* des Menschen. Aufgrund ihrer Sinnenhaftigkeit ergreift sie unmittelbar den ganzen Menschen, indem sie alle seine Kräfte in wohltätig *freie Bewegung* setzt.

Im Sinne dieser Definition von Dichtung ist Atem dichterische Erfahrung. Auch in der Atemarbeit geht es darum, das Menschsein so zu entwickeln, dass jede Handlung, ob groß oder klein, ein schöpferisches Tun und eine neue Erfahrung ist, gespeist vom Zentrum und getan vom ganzen Menschen.

Den eigenen Rhythmus zu finden, uns unserer innersten Schwingung innezuwerden, uns unserer Form bewusst zu sein, und daraus Verwandlung und Freiheit zu erfahren, ist tiefstes Anliegen des Atemwegs.

Atem im Spiegel der Dichtung

Räume: im Gedicht – im Atem

Im Atemhaus

Unsichtbare Brücken spannen
Von dir zu Menschen und Dingen
Von der Luft zu deinem Atem

Mit Blumen sprechen
Wie mit Menschen
Die du liebst

Im Atemhaus wohnen
Eine Menschblumenzeit

Rose Ausländer

Der Leib ist das Atemhaus, in dem ich wohne, das mir gegeben wurde, um hier auf der Erde zu leben, zu sein. Ich bin aufgerufen, die Räume dieses Hauses zu bauen, zu beleben, zu gestalten.

Im Üben kann nach dem inneren Raum gefragt werden. Das Beisichsein, Insichsein (die Gedanken kommen zur Ruhe, die Aufmerksamkeit ist ganz auf das Empfinden gerichtet ohne Zielvorstellungen) bewirkt Sammlung, Ruhe und Gelassenheit und schafft allmählich auch die Fähigkeit, sich dem Atemgeschehen zu überlassen, nicht willkürlich einzugreifen und zu verändern.
Es wird möglich, wahrnehmend, wie lauschend, die eigene Lebendigkeit zu erleben. Das Mitschwingen im rhythmischen Wechsel von Aufnehmen und Angefülltwerden – Hergeben und Loslassen – lässt ahnen, um wie viel reicher unser Leben sein kann, wenn wir uns den hier erlebten Kräften öffnen, anvertrauen und sie in unser Leben einbeziehen.

Das Üben auf dem Hocker beginnt mit der Hinwendung zum Fundament: der Basis des tragenden Bodens. Die Füße spüren die Beziehung zum Boden, lassen sich auf ihn nieder. Auch die Hände nehmen Bezug zum Boden auf, indem sie sich in die Hüftgelenksachse stellen und dabei die Handflächen zum Boden hin geöffnet sind. Atmend und gestaltend bauen wir die Basis. Dabei wird Vorder- und Hintergrund und das ganze Umfeld mit einbezogen.

Ist das tragende Fundament Erfahrung geworden, wenden wir uns dem unteren Atemraum zu. Karlfried Graf Dürckheim spricht von diesem Raum als der Erdmitte des Menschen – Hara – und davon, dass jede Atemübung in der Verankerung im rechten Schwerpunkt beginnen soll.

Die Hände streichen den Bauch aus, spüren, was ihnen entgegenkommt; sie streichen auch über die Beckenschaufeln und dann über den unteren Rücken und das Kreuzbein, erwecken diesen Raum. Im Anschluß ruht eine Hand auf dem Unterbauch und die andere ihr gegenüber am Kreuzbein, lebendiger Atemraum wird spürbar zwischen den Händen, ein Sich-Niederlassen im Becken kann erfahrbar werden.
Um die Basis der Fußsohlen auf dem Boden und des Beckens auf dem Hocker wissend, geht der Weg durch die Räume des Atemhauses weiter. Der mittlere Raum des Leibes mit seiner seelischen empfindsamen Qualität taucht auf, das Zwerchfell wird angesprochen, die schwingende Verbindung zwischen Unten und Oben.
Wir lassen eine kreisende Schwingung um diese Mitte zu, fragen immer wieder nach der Durchlässigkeit, nach dem Geschehenlassen. Und lassen uns, wach und anwesend, von der Schwingung ganz erfassen. Im Einlassen in dieses Angebot können sich die Arme dazufinden, das Spiel um die Mitte begleiten, den Raum erweitern und gestalten.
Nach jeder Erfahrung geben wir uns Zeit und Raum, dem inneren Geschehen nachzuspüren.

Wir fragen nach unserem Herzraum, indem wir uns unter den Händen in diesem Bereich behutsam spürend erfahren, uns begegnen. In kleinen, lösenden Bewegungen fragen wir dann nach unseren Schulterblättern, spüren dabei die Verbindung zur Vorderseite, sodass sich dieser Raum, der Raum unseres Herzens, durch die Bewegung in Verbindung mit der inneren Schwingung – dem Atem – immer mehr erschließen kann.

Es ist auch möglich diesen Aufbau, der uns die Räume des Leibes erfahrbar gemacht hat, in ein freies Angebot zu geben:

Laßt die innere Schwingung zu. Baut in Verbindung mit ihr euer Haus.

Das Atemhaus bauen, die Räume erfahren, bewohnbar werden lassen – durch diese Atemangebote, in die ich mich einlasse, in denen ich mir begegne, kann es wärmer, lebendiger, luftiger im Haus werden.
Und je mehr wir bei uns zuhause sind – um uns wissen – desto mehr wird sich die Brücke bauen, von uns zu Menschen und Dingen, in der wahren Be-

gegnung, desto mehr werden wir um unseren Platz im Ganzen wissen, dass wir Teil des Ganzen sind, wo wir mit Blumen sprechen, wie mit Menschen, die wir lieben, das heißt, fähig zu sein zur Begegnung – „eine Menschblumenzeit“.

Stufen

Wie jede Blüte welkt und jede Jugend
Dem Alter weicht, blüht jede Lebensstufe,
blüht jede Weisheit auch und jede Tugend
zu ihrer Zeit und darf nicht ewig dauern.
Es muß das Herz bei jedem Lebensrufe
Bereit zum Abschied sein und Neubeginne,
um sich in Tapferkeit und ohne Trauern
in andere, neue Bindungen zu geben.
Und jedem Anfang wohnt ein Zauber inne,
der uns beschützt und der uns hilft zu leben.

Wir sollen heiter Raum um Raum durchschreiten,
an keinem wie an einer Heimat hängen,
der Weltgeist will nicht fesseln uns und engen,
er will uns Stuf um Stufe heben, weiten.
Kaum sind wir heimisch einem Lebenskreise
und traulich eingewohnt, so droht Erschlaffen,
nur wer bereit zu Aufbruch ist und Reise,
mag lähmender Gewöhnung sich entraffen.
Es wird vielleicht auch noch die Todesstunde
Uns neuen Räumen jung entgegensenden,
des Lebens Ruf an uns wird niemals enden.....
Wohlan, denn, Herz, nimm Abschied und gesunde!

Hermann Hesse

In diesem Gedicht wird nach den Lebensräumen gefragt, und nach dem Lassenkönnen, nach dem Rhythmus des Lebens, der im Atemrhythmus seinen Spiegel hat.
Ausgehend von der Erfahrung der inneren Räume des Atemhauses, können wir in der Übung weitergehen, indem wir mit den Händen Beziehung zu dem Raum um uns herum aufnehmen.
Wir öffnen uns über die Hände in den Hintergrund, empfangend im Einatem und dabei nachgiebig im Rücken, um dann durch die aufrichtende Kraft des

Ausatems wieder zurückzuschwingen ins Lot. Uns auf unseren Hintergrund einzulassen kann zur Begegnung mit den Räumen, die wir schon durchschritten haben, führen. Es können Bilder der Ahnen auftauchen und was sie uns mitgegeben haben auf unsren Weg, und vielleicht auch die Frage, was trägt uns aus der Vergangenheit ins Jetzt und in die Zukunft.
Ebenso können wir atmend über die Hände unserem Vordergrund begegnen, uns ihm öffnen, erahnen, was vor uns liegt.

Für mich persönlich war die Erfahrung in diesem Angebot:
Licht, Öffnung, das Ja zum Leben, ein Weg vor mir, Heiterkeit – und Vertrauen in das, was kommen wird.

Als Abschluss der Angebote, Räumen im Atem zu begegnen, schließe ich meine Erfahrung mit dem Vokal „Ü“ an, den ich tönend als aufsteigende Kraft aus der Basis mit Öffnung zum Himmel erfahren habe. Ich weiß, dass ich in einem größeren Haus aufgehoben und getragen bin, geführt bin – die geistige Kraft des Atems hat sich mir gezeigt.

Rhythmus: im Gedicht – im Atem

Dreifach ist des Lebens Rhythmus –
Nehmend , gebend, selbstversunken.
Einatmend nehm ich die Welt in mich auf.
Ausatmend gebe der Welt ich mich hin.
Leergeworden leb ich mich selbst –
Lebe entselbstet und öffne mich neu.

Einatmend nehm ich die Welt in mich auf,
ausatmend gebe der Welt ich mich hin,
entleert erleb ich die Fülle,
entformt erfüll ich die Form.

Lama Govinda

Der Atem geschieht im dreiteiligen Rhythmus von Einatem, Ausatem und Pause. Die Pause ist kein einfaches Aussetzen der Atembewegung; ähnlich wie die Pause in der Musik ist sie ein inneres Ausklingen. Es ist ein großer Unterschied zwischen der Pause, die man zwischen zwei willkürlichen Atemzügen einlegt, und der belebten schwingenden, die sich bei naturhaf-

tem Atem von selbst einstellt. Sie wird als der verhaltene, innerliche Teil des Atemvorgangs erlebt, in dem sich der Neubeginn vorbereitet.
Dieser dreiteilige Rhythmus ist es, der dem Atem das naturhaft Schwingende, dem Menschen den Ausdruck des Insichruhens gibt.
Der Atemrhythmus ist im höchsten Maße wandlungsfähig. Er unterliegt fortwährendem Wechsel. Kein Atemzug ist dem vorhergehenden völlig gleich. Zwei aufeinanderfolgende Atemzüge sind einander ähnlich, aber nicht gleich. Darin stimmt der Atem mit anderen rhythmischen Abläufen überein. Der Lebenszustand und das leibliche und seelische Wesen eines Menschen prägt sich im Rhythmus seines Atems aus, in der Art, wie es bei ihm strömt, wie es zuende geht und neu beginnt, wie er ausatmet und sich der Atemrhythmus ändert, wie sein Atem auf innere und äußere Eindrücke antwortet.
Was Rhythmus in der menschlichen Bewegung ist, können wir erleben, wenn wir unseren inneren Rhythmus zulassen, wach für ihn sind, so dass sich Außen – und Innenbewegung finden und verbinden können. Wenn das im Üben immer mehr gelingt, können wir sehen, dass sich Verspannungen lösen, und wie der natürlich nächste Bewegungsweg gefunden wird. Die einzelnen Phasen der Bewegung treten in ein harmonisches Verhältnis zueinander. Die Bewegung findet selbstverständlich zu ihrem Rhythmus und der ihr zugehörigen Form.
Der Mensch hat von innen her Beziehung zur Bewegung gefunden. Es bildet sich der natürliche Bewegungsrhythmus, der vom angeübten wesensverschieden ist.

Haben wir einmal diesen uns ganz eigenen Rhythmus gefunden, werden wir auch wacher für das ganzheitliche Erleben der Natur, denn echtes Naturerleben ist ein umfassender Vorgang, an dem alle Leibes- und Seelenkräfte beteiligt sind. Erleben heißt, Eindrücke mit dem Leben, den inneren Lebenskräften aufnehmen und verarbeiten. Die innerleibliche Beziehung zur Natur ist der Keim jeder echten seelisch-geistigen. Aus dieser elementaren Naturverbundenheit wächst auch das Miterleben mit den großen rhythmischen Abläufen der Natur, z. B. Flut und Ebbe als Einheit, gleichsam als großes Ein- und Ausatmen zu erleben. Niemand bleibt seelisch heil, der diese Verbindung dauernd entbehrt.

Hier schließt sich der Kreis wieder zu dem Gedicht „Stufen" von Hermann Hesse, in dem der Rhythmus des Lebens und der Natur im zutiefst erfahrenen Wort Gestalt gefunden hat.

Am Beginn der Hinführung im Üben den wesenseigenen Atemrhythmus zu finden, kann nur stehen: erst einmal zu spüren, was ist; die momentane Wahrheit im Atem anzunehmen. – Und dann langsam und behutsam durch immer wieder neues Einlassen in den Atem, frei zu werden von Angelerntem, von der Vorstellung, was richtig oder falsch ist, und den Weg zum eigentlichen Wesen zu finden.

Pause: im Gedicht – im Atem

Am Anfang des Ausatems steht das Sich-Loslassen, am Ende des Ausatems steht das Sich-Niederlassen, in der Zeit zwischen dem Aus und Ein das Sich-Einswerdenlassen, und zum Einatem gehört dann das Sich-Neukommenlassen. Der Angelpunkt ist die dritte Phase, das Sich-Einswerdenlassen mit dem Grund. Hier vollzieht sich die Wende. In ihr wird in der völligen Hingabe des Ichs die Erlösung von der alten Form erfahren. Dazwischen liegt der Tod. Von der Tiefe, in der er im Prozeß des Umschmelzens erfahren wird, hängt das Maß der Verwandlung ab. Dieser „Punkt" zwischen Eingehen und Aufgehen – Bruchteil einer Sekunde vielleicht, kann eine Endlosigkeit erschütternder Begegnung mit den Mächten der Tiefe sein, mit den dunklen sowohl wie mit den lichten, aber auch die Erfahrung einer kosmischen Kraft, einer funkelnden Fülle aus unendlichen Weiten.

Karlfried Graf Dürckheim, Hara

Pause ist Leere aus der sich Wandlung schenkt.
Nichts machen – das Neue sich einstellen lassen.
Und das, was sich als Neues einstellt, hat die feine Qualität des Unsagbaren, des für unmöglich Gehaltenen. Von diesem Unsagbaren spricht Rose Ausländer:

Lauschen:
Es heißt
zwischen den Zeilen
das Unsagbare
sagen

Sonne, Sterne und Traum
erzählen
was vor deiner Geburt geschah
was nach deinem Tod sich ereignen wird

es heißt
sie belauschen

Wandlung wird nur aus den Kräften der Mitte.
Wandeln heißt, das Neue kommen lassen:
„*Man muß wirken auf das, was noch nicht da ist*" sagt Laotse.
Es hat noch keine Existenz und kein Dasein. Deshalb ist es ungreifbar. Es entzieht sich unserer Begrifflichkeit. Dazu noch einmal Laotse:

Tao te king 11. Spruch

Dreißig Speichen umgeben die Nabe
doch erst die Leere zwischen ihnen
macht das Wesen des Rads aus.

Aus Ton formt man Gefäße
doch erst die Leere in ihnen
macht das Wesen des Gefäßes aus.

Aus Wänden, in die man Fenster und Türen bricht
entsteht das Haus
doch erst die Leere innerhalb der Winkel
macht das Wesen des Hauses aus.

Darum:
Was man handhaben kann
bestimmt das Aussehen

was man nicht handhaben kann
die Wesenheit.

T. S. Eliot drückt es in einem Gedicht auf seine Weise aus, wo anstelle der Speichen der Tanz tritt, anstelle der Leere der „stete Punkt".
Er vermittelt die Beziehung zwischen einem ruhenden „steten Punkt" und dem „Tanz", die wie das Tao jeglicher Bewegung zugrunde liegt oder wie die Stille Gottes im Kern jeglichen Tuns ist:

Auf dem steten Punkt der kreisenden Welt.
Weder wirklich noch unwahr,
nicht darauf hin noch darüber hinaus; am steten
Punkt ist der Tanz,
der weder einhält noch fortgeht. Und nenn es nicht
tillstand, wo Vergangnes und Zukunft sich mengt,
weder Fortgehn noch Hingehn,
weder Steigen noch Fallen. Wäre der Punkt nicht,
der stete, so wäre der Tanz nicht –
und es gibt nichts als den Tanz.

Im Sinne von Eliots Metapher sind wir Teil eines Tanzes, bei dem sich nichts, das uns oder das in uns geschieht, jemals auf die genau gleiche Weise wiederholt, während das ihm zugrundeliegende, alles miteinander verbindende Prinzip, mit dem alles, einschließlich des Menschen, in Beziehung steht, stets dasselbe bleibt.

Die Speiche bzw. der Tanz ist uns bekannt, und deshalb hat auch das Leere, der Punkt, eine bestimmte Vertrautheit für uns, wenn wir uns ganz auf das Neue eingelassen haben.

Aus diesen Überlegungen geht hervor, dass wir die Pause, die Leere, die Wandlung, nicht machen und nicht wollen können. Sie werden immer ein Geschenk sein, wenn sie geschehen. Aber: Man kann sich der Pause als dem Ursprung der Bewegung zuwenden. Wenn ich mich dem Ursprung nähere, nähere ich mich meinem Grund, dem Grund meiner Wandlung.

Wir können in der Atemarbeit mit Einfühlung, Kreativität, Weisheit und auch Humor darauf hinwirken, dass „ES" geschehen kann.

Und mit Rilke sagen:

Erde! Unsichtbar!
Was, wenn Verwandlung nicht, ist dein
drängender Auftrag?
Erde, du liebe, ich will ...

R. M. Rilke, 9. Duineser Elegie

Verdichtung: im Atem – im Gedicht

Verdichtung im Gedicht

Das ist die Leistung des wirklichen Dichters und der Dichtung: In geglückter Dichtung ist eine Aussage sprachlich so gefasst, dass sie von sehr verschiedenen Standorten aus einem eindeutigen Gehalt zu offenbaren vermag. Je geglückter die Dichte der verdichteten Aussage, umso mehr Menschen wird sie erreichen und zeitlich umso unbegrenzter wird sie sich auswirken. Menschen mit sehr verschiedenen Vorgeschichten und Lebensanschauungen finden in so-gedichteten Aussagen etwas, das sie eindeutig anspricht. Je weniger verdichtet, je einseitiger, je mehr auf isolierte Ausnahmeverhältnisse bezogen die Aussagen sind, desto kleiner ist der Interessenkreis.

Heinrich Jacoby: „Jenseits von begabt und unbegabt"

Ein Gedicht ist der Extrakt lebendigen Erlebens.

Ich werde im folgenden zwei Gedichte vorstellen, die für mich besonders das Wesen der Verdichtung ausdrücken .
Als erstes und zentrales das Gedicht von R. M. Rilke, dass das Erlebnis des Atems in so verdichteter Gestalt mitteilt, dass alles enthalten ist, um was es wesentlich im Atem – in der Atemerfahrung – geht.

Atmen, du unsichtbares Gedicht!
Immerfort um das eigene
Sein rein eingetauschter Weltraum. Gegengewicht,
in dem ich mich rhythmisch ereigne.
Einzige Welle, deren
allmähliches Meer ich bin;
sparsamstes Du von allen möglichen Meeren, -
Raumgewinn.

Wieviele von diesen Stellen der Räume waren schon
Innen in mir. Manche Winde
sind wie mein Sohn.

Erkennst du mich, Luft, du, voll noch einst meiniger Orte?

Du, einmal glatte Rinde,
Rundung und Blatt meiner Worte.

Hier begegnen wir der Beziehung von Atem und Gedicht: in den Räumen, im Rhythmus, in der geistigen Qualität, in der Wandlung, in Stimme und Wort.

Rose Ausländer lässt uns in ihrem Gedicht „Mein Atem" an dem schöpferischen Prozess des Immer-dichter-Werdens teilnehmen.

Mein Atem

In meinen Tiefträumen
weint die Erde
Blut
Sterne
lächeln in meine Augen

kommen Kinder zu mir
mit vielfarbenen Fragen
geht zu Sokrates
antworte ich

die Vergangenheit hat mich gedichtet
ich habe die Zukunft geerbt
mein Atem heißt
jetzt

Die absolute Gegenwart der Dichte erleben wir in der kleinsten lyrischen Form, dem Haiku. Sie ist vollendeter dichterischer Ausdruck japanischen Geistes.
Das Haiku kennt keine Spaltung. Es drückt die Welt „so wie sie ist“ aus, und somit den Kosmos. Die Welt als Eins und Ganzes ist allgemeinste Aussage des Haikus. In einem Atemzug gesprochen, spontan, direkt zielt das Haiku nach diesem Ganzen.

Das Haiku kennt drei Regeln:

1. Haiku soll, und sei es nur in Andeutung, einen Naturgegenstand erwähnen außerhalt der menschlichen Natur (oft Jahreszeit)
2. Es soll sich auf ein einmaliges Ereignis (Situation) beziehen
3. Das Ereignis soll als gegenwärtig dargestellt werden, nicht als vergangen berichtet

Haiku verzichtet auf „Vorgestelltes“.
Es setzt ein bestimmtes Natur – und Weltverständnis voraus: Die Dinge sind, so wie sie sind, sagbar; der Mensch, der sie sieht und sagt, gehört mit den Dingen der Natur in einen und den gleichen Zusammenhang des Seins hinein. Die Realisierung dieser Einheit geschieht über unmittelbare sinnlich anschauliche Erfahrung.
Es ist deutlich, dass Haiku sich nicht als „bloße Poesie“ versteht, nicht als „reine Kunst“, sondern als besondere Form der Welt – und Existenzerfahrung. Indem es im besonderen Augenblick die ganze Zeit, am besonderen Ort das Überall, in einem Ding das ganze Sein und in einem Ereignis, einer Situation, das ganze Leben sucht, will es nicht weniger sein, als „konkrete Formel“ der Welt. In diesem Sinn ist Haiku Universalpoesie.

Hier einige ausgewählte Haikus:

Der Wintersturm
bläst kleine Steine
gegen die Tempelglocke

Die Sonne im Auge des Falken
der zurückkehrt
auf meine Hand

Am Ende meiner Reise ohne Ziel
will ich fallen
in Ginsterblüten

Der Herbstwind bläst –
wir leben und können
einander sehen, du und ich.

Verdichtung im Atem

Sammlung ist Verdichtung zum Wesentlichen.

Ich werde hier einige Angebote, die die Möglichkeit der Verdichtung in sich tragen, herausgreifen und für die Gruppenarbeit vorstellen:

Alle Angebote sind sitzend auf dem Hocker:
- In Verbindung mit dem Einatem streichen die Hände vom Kreuzbein über die Beckenschaufeln, dabei senkt sich das Kreuzbein etwas, der untere Rücken wird nachgiebig, Öffnung geschieht. Im Ausatem legen sich beide Hände übereinander auf den Unterbauch – das Hara – und geben einen leichten Druck zum Kreuzbein hin, jochen den Ausatem an. Im Raum der Basis wird durch den verdichteten Ausatem die Erfahrung von gesammelter tragender Kraft möglich.
- Vor der Mitte des Leibes sind die Hände in der Luft, die Handinnenflächen schauen sich an. Wir verbinden uns mit unserem Atem, formen und gestalten ihn durch unsere Hände vor der Mitte. Ein Atemspiel zwischen innen und außen kann beginnen, mit seinen vielfältigsten Erfahrungsmöglichkeiten.
- Die Hände finden vor der Mitte des Unterbauchs zusammen. – Wie finden sie sich? Wir lassen uns in diese Situation der Sammlung achtsam ein. – Dann lösen sich die Hände voneinander und finden sich neu vor der Sonnengeflechtsmitte zusammen (ein anderer Leibraum, Atemraum, wird damit angesprochen). Wie finden sie sich hier zueinander, ineinander, und welche neue Erfahrung ist durch die Sammlung vor dieser Mitte jetzt möglich? – Wir geben uns Zeit, lassen uns ein. – Und wieder lösen sich die Hände und finden jetzt vor dem Herzraum zueinander. Wir sammeln uns und nehmen bewusst wahr, was geschieht. Im Wechsel geben wir uns immer wieder die Erfahrung der ineinander, aneinander ruhenden Hände vor den verschiedenen Mitten des Leibes. Es ist wichtig, sich jeweils genügend Zeit dafür zu geben.

Ist es möglich, sich auf dieses Atemangebot einzulassen, kann sich eine tiefe geistige Erfahrung schenken, die Verbindung mit All-em.

- Zum Abschluß ein ähnlich strenges meditatives Angebot: Indem sich eine Hand ins Lot stellt, kann die Verdichtung der vertikalen Achse erfahren werden – das Verbundensein mit Himmel und Erde.

Dies sind einige wesentliche Beispiele, Verdichtung im Atem erfahrbar zu machen.
Hier ist auch auf die Verbindung zur Stimme – der Stimmarbeit – hinzuweisen, da jeder Ton in seiner eigenen Weise eine Verdichtung ist.

Stimme und Sprache

Spiegel unserer Verfassung ist der Atem und damit eng verknüpft mit dem Ausdruck unserer Emotionen, unserer Stimmung:die Stimme. Der Atem als leiblicher Vorgang ist dem geistigen Innenleben näher zugeordnet als alle anderen Ausdrucksbewegungen. Der Atem ist Ausdruck des Lebens selber, und er ermöglich den Klang der Stimme. Der sprechende und singende Mensch drückt nicht nur das aus, was er weiß und was er kann, sondern stets auch das, was er ist. Niemand kann sich sprechend verbergen. Wer sich vertrauend geborgen fühlt, bewegt sich ungezwungen. Er spricht frei aus, was er meint, er äußert ungehemmt die Wahrheit, die in ihm lebt. Atem und Stimme legen ungewollt stets Zeugnis ab von der innersten Verfassung. In der unerklärbaren persönlichen Eigenart des Atems und der Stimme vernehmen wir den Hauch des Lebens selbst, die Sprache der Natur, über die Verstand und Wille keine Macht hat, den schicksalhaften Anteil des Menschen.

Wie Dichtung – verdichtete Sprache – heilend wirken kann, beschreibt Peter Petersen in einem Kapitel seines Buches „Der Therapeut als Künstler".
Ein Patient las bei seinem Therapeuten den Anfang der Eichendorffschen Novelle „Aus dem Leben eines Taugenichts" laut vor. Er brach über die Zärtlichkeit der Worte überraschend in Tränen aus. Er konnte seit dreißig Jahren zum ersten Mal wieder weinen. Die Eichdorffsche Sprache des Taugenichts wirkte als Heilmittel. Die verdichtete Sprache in der Hand des Stimmtherapeuten wirkt als Heilmittel – vorausgesetzt natürlich, dass diese Dichtersprache zur rechten Zeit, am rechten Ort und beim dafür gerade empfänglichen Menschen angewendet wird.

Musik

Aus welchem Instrument
tönt ihr Takt
an unser Ohr
Musik sind wir
ihre Stimme
schwingt
in uns
hör die Erde tönen
im Atemwort

Rose Ausländer

Wie gehe ich in der Atemarbeit mit Stimme und Sprache um?
Wir haben gehört, dass wir unsere Stimme *sind*, uns in ihr und durch sie zeigen.
Wie muss ich als Gruppenleiterin sein, um den Teilnehmern ihre eigenen Erfahrungen zu ermöglichen?
Ich muss identisch sein, das heißt: Das Angebot, das ich gebe, muss ich selbst erfahren haben, und je tiefer diese eigene Erfahrung war, desto mehr werde ich durch mein So-Sein den Erfahrungsraum vermitteln können – und das wesentlich auch durch meine Stimme, ihren Klang, den Ton, meinen Gesichtsausdruck, durch mein stimmig Klingen.
All das wächst mir durch die eigene Übungserfahrung zu, sodass ich immer wieder die eigene Erfahrung suchen werde.
Mit der Wortwahl bei der Anleitung eines Angebots sollte äußerst achtsam umgegangen werden. Es ist wichtig, die Worte so zu wählen, dass sie Raum geben für eigene Erfahrungen. Es kann z. B. beim Üben das Bild oder Gefühl entstehen, dass ich ein Baum bin, was mir dann aus meiner Erfahrung geschenkt wurde. Im Unterschied dazu: Gebe ich das Bild bzw. Wort „Baum" oder „Wie ein Baum" als Vorstellung, werde ich damit den Erfahrungsraum eingrenzen.
Auch in der Vokalraumarbeit lasse ich offen, wo und wie ein Vokal erfahren werden kann, im Vertrauen, dass sich der dazugehörige Raum mit der Zeit ganz natürlich finden und als Erfahrung schenken wird.
Es gibt vielfältigste Möglichkeiten mit der Stimme zu arbeiten.
Hier werde ich mich auf einige Übungsmöglichkeiten mit Sprache und Dichtung beschränken. Ich erinnere an meine Erfahrung, die ich in der Einstimmung beschrieben habe:
„Alles Geistige mündet in Leiblichkeit".

Auch die Worte „Im Atemhaus wohnen“ können ein Atemangebot sein. Eine andere Möglichkeit wäre, ein Gedicht von Rilke über die innere Schwingung vorzulesen und sich dann – mit diesen Worten im Ohr – schwingen zu lassen. Hier können wir aus einem großen Fundus schöpfen. Wir lassen uns von Worten bewegen, die aus Erfahrung geboren wurden.
Gebe ich den Satz von Paul Celan „Ich bin du, wenn ich ich bin“ als Atemangebot, so kann als Erfahrung daraus auftauchen:

Wenn uns unser Selbst ganz gewiss ist, so leben wir die sensible Wahrnehmung, auch den andern so sein zu lassen, wie er ist. Da erst wird Begegnung möglich. Und so wie Begegnung nicht machbar ist, so ist Dichtung nicht machbar. Sie verlangt eine mediale Haltung.

Peter Petersen

Bis hierher habe ich Worte vorgestellt, die *ich* als Gruppenleiterin den Teilnehmern anbiete, damit sie übend und sich einlassend damit umgehen können.

Nun einige Überlegungen, wie die *Menschen* in der Gruppe selbst Worte oder Gedichte sprechen können:
Es ist möglich, daran zu arbeiten, dass unsere Worte aus der Tiefe kommen, dass sie mit unseren Gefühlen übereinstimmen. Üben, immer wieder Worte sprechen, bis sie immer mehr echt klingen. So kann man eine ganze Übungsstunde damit verbringen, einen einzigen Satz auszusprechen. Heinrich Jacoby schreibt, dass es so sein soll wie bei einem Musiker, bevor er den ersten Ton spielt. Innerlich bereit werden, still werden. Durch dieses sich innerlich bereit machen werden auch die Zuhörer ergriffen und zum Stillwerden verwandelt. Das ist Hingabe des Menschen an die Sache, an das Sich-Mitteilen aus der Mitte heraus. Das ist bewusstes Hinarbeiten auf eine Qualität von Anwesendsein. Und aus diesem Sein heraus wird dann ein Gedicht, ein Haiku, ein Text gesprochen.

Ausklang

Jedes Gedicht, das als Gedicht wirksam wird, ist ursprünglich. Und u r s p r ü n g l i c h hat zwei Bedeutungen: Es bedeutet Rückkehr zum Ursprung, dem ersten, der alles gezeugt hat, was folgte; und es bedeutet das, was bislang noch nie vorgekommen ist. In der Poesie, in der Poesie allein sind die beiden Bedeutungen in einer Weise vereint, dass sie nicht länger widersprüchlich sind.

Aus John Berger: „Und unsere Gesichter, mein Herz, vergänglich wie Fotos“

So finde ich mich ein
zwischen gestern und morgen –
jetzt.
Gedichte und Atem rücken näher, werden Heimat.
Räume öffnen sich, geraten in Schwingung.
Die Pause schenkt sich.
Atemworte haben einen Mund gefunden.

Literatur

Rose Ausländer, Im Atemhaus wohnen. Frankfurt, Fischer 1987
John Berger, Und unsere Gesichter, mein Herz,... München, dtv 1992
Jean Shinoda Bolen, Tao der Psychologie. Basel, Sphinx-Verlag 1989
Charles W. Brooks, Erleben durch die Sinne. München, dtv 1991
Hilde Domin, Rückkehr der Schiffe. Frankfurt, Fischer 1962
Hilde Domin, Hier. Frankfurt, Fischer 1964
Karlfried Graf Dürckheim, Hara, die Erdmitte des Menschen. Bern/ München/ Wien Otto Wilhelm Barth-Verlag 1991
Haiku, Japanische Gedichte. Stuttgart, Thienemann 1970
Hermann Hesse, Die Gedichte. Frankfurt, Suhrkamp 1992
Heinrich Jacobi, Jenseits von begabt und unbegabt. Hamburg, Christians-Verlag 1991
Dore Jacobs, Die menschliche Bewegung. Kastellaun, Alois-Henn-Verlag 1997
Laotse, Tao te king. Verlag Iris-Irisana 1980
Peter Petersen, Der Therapeut als Künstler. Paderborn, Junfermann 1989
Rainer Maria Rilke, Gedichte. Frankfurt, Insel 1987
Johannes Ludwig Schmitt, Das Hohelied vom Atem. München, Verlag Freundeskreis Dr. Ludwig Schmitt e. V. 1966

Atem-Zeit*

Indira Daehr

Das Phänomen ‚Zeit' ist ein großes Thema in ‚unserer Zeit'. Die Weise, in der der Mensch mit der Zeit, weniger in der Zeit lebt, bestimmt sein ganzes Lebensdasein und Lebensgefühl. Wie ein Gespenst, ungreifbar und unfaßbar lebt dieses Wort ‚Zeit' in unserer Welt. Der Mensch hastet ihm hinterher – atemlos – und wird doch von ihm bestimmt. Er fristet sein Dasein, bestehend aus flüchtigen Momenten des nicht-Zeit-Habens, des nicht im jetzt-sein-Könnens, aber des Habenwollens: noch ein Jetzt und noch eines und so fort. Zeit soll zu Ende gehen für eine neue Zeit, und so verstreicht das Leben ungelebt und unerfüllt. Und der Mensch nimmt Schaden an Körper, Seele und Geist.

Die Flüchtigkeit und zeitliche Begrenztheit des Lebens bestimmt das Dasein des heutigen Menschen, der sich ständig unter Druck fühlt, diesen zeitlichen Grenzen zu entkommen oder sie zu weiten. Aber nicht, indem er eine andere innere Haltung sucht, sondern indem er versucht ihrer Herr zu werden.

In den Fluß der Zeit eingebunden zu sein, wie ein ‚Gefangener der Zeit', ist prägend und mitbestimmend für das seelische Erleben. Das Diktat der Zeit, – der Uhr – von außen also, kann den Menschen, der davon abhängig ist, immer weiter von sich weg, immer mehr aus sich herausbringen. Diesem Problem, das tief in das Erleben der Seele eingreift, begegnen wir in unserer Arbeit immer wieder.

Somit liegt in der Arbeit mit dem Atem, die imgrunde Arbeit am Sein des Menschen, am im-Leben-Sein ist, die Möglichkeit, den Menschen wieder zu sich selbst, in seine Ganzheit zu führen.

Die Auswirkung dieses Zeiterlebens des heutigen Menschen erfahren wir täglich in unseren Praxen. Der Mensch ist den Anforderungen dieser Lebensart nicht gewachsen und – gestört im Körperlichen und Seelischen – ist er auf der Suche nach Sinn.

Diese Situation, meine Erfahrungen damit und mein eigenes tiefes Erleben im Sein in der Übung mit dem Atem sind der Grund für die Auseinandersetzung mit diesem Thema.

* Diplomarbeit Atemtherapie AFA Januar 1998 Arbeits- und Forschungsgemeinschaft für Atempflege e.V.

Die Geschichte der Zeit

Die Entwicklung von Zeitvorstellungen und damit Zeitbewußtsein ist ein über Jahrtausende verlaufender Prozeß in der langen Geschichte der Menschheit. Vor etwa 5–6 Jahrtausenden begann das Bemühen um eine Gliederung und Messung der Zeit. Die Babylonier und Ägypter übernahmen, ausgerichtet an den periodischen Zyklen in der Natur und dem Lauf der Gestirne, insbesondere von Mond und Sonne, die Einteilung in der Weise, wie wir sie heute finden: die Gliederung in Jahres- und Tagesabläufen. Vor 20000 Jahren (Eiszeit) gab es offensichtlich schon schriftliche Formen von Aufzeichnungen der Mondphasen, einen Mondkalender. (vgl. Aveni: Rhythmen des Lebens)
Die Kalender- und Zeichensysteme der Kulturen des vorderen Orients bestanden vorerst nur aus Symbolen und entwickelten sich erst über lange Zeiträume in Zähl- und Zeichensysteme. Später übernahmen die Griechen die Grundlagen der arithmetischen und kalendarischen Wissenschaften, entwickelten sie weiter und führten sie schließlich zu der Form der zeitlichen kalendarischen Einteilung, wie wir sie heute – aus der späteren Fortführung durch die Römer – in unserer westlichen Zivilisation kennen.
Das Bewußtsein für Zeit konnte entstehen durch die Möglichkeit der Erinnerung an durchlebte Erfahrungen. Diese Erfahrungen orientierten sich an bestimmten, ineinandergreifenden Rhythmen, die in aller Regelmäßigkeit auftraten, wie Tag-Nacht, Sommer-Winter, Vollmond-Neumond, Ebbe-Flut. Darin war das Zeitempfinden des Menschen angesprochen, in dem dauernd Wiederkehrenden, eine Art von rhythmischer Wellenbewegung, als einer Kreisläufigkeit von Wiederholungen, wie z. B. in den Zyklen der Jahreszeiten. Das zeigte, daß Zeit ohne Vorstellung von Bewegung und Bewegung ohne Zeitbegriff nicht wahrnehmbar war. Sie war abhängig von Dingen im Raum, deren Veränderung im Raum wahrnehmbar war anhand einer bestimmten Ordnung, der man auf den Grund zu kommen gedachte. Zur Darstellung dieser Veränderung bediente man sich der Zeitvorstellung.

Obwohl es eine unmittelbare Sinneserfahrung der Zeit nicht geben kann, da kein Organ existiert, das die Zeit so wahrnehmen kann, wie die Zunge den Geschmack, die Nase den Duft usw., wird doch die Zeit sinnlich erfahren in der Weise, daß der Mensch auf Veränderungen in den äußeren Erscheinungen reagiert.
Viele Funktionen eines lebendigen Organismus sind täglichen, monatlichen und jahreszeitlichen Schwankungen unterworfen (Herzrhythmus, Atemzyklus, Schlafrhythmus, Körpertemperatur, Menstruationszyklus, Sommerzeit, Winterschlaf u.v.m.). Man sagt, der Mensch habe Rhythmus im Blut,

was sicherlich sowohl rein körperlich als auch seelisch-geistig verstanden werden kann. Und es ist bekannt, wie nichts tiefgreifender das Leben des Menschen beeinflußt als der Wechsel zwischen Tag und Nacht, Licht und Dunkel, Schlaf- und Wachzustand.
Aus dem naturverbundenen, in Zyklen eingebundenen Zeitempfinden des Menschen heraus entwickelte sich das Bewußtsein für Vergangenheit, Gegenwart und Zukunft. Ablauf und Durchgang eines Tages, eines Jahres orientierte sich an signifikanten Ereignissen, nicht nur im ‚Großen', in den großen Rhythmen und Zyklen der Natur, sondern auch im ‚Kleinen', im individuell Erlebten, an das sich der Mensch erinnern konnte. Die Zeit handelte (und das ist immer noch so) von dem, was dem Menschen widerfuhr.

Vergangenheit und Zukunft kamen aus dem Gegenwärtigen und somit war Erinnerung gegenwärtige Vergangenheit und Erwartung gegenwärtige Zukunft. Daraus erwuchs mehr und mehr die Wahrnehmung der Zeit als einer chronologischen Instanz, als einer fließenden, dem Werden und der Veränderung unterworfenen und schließlich quantifizierbaren, meßbaren, bis in die kleinsten Einheiten hinein. Kronos, der Gott des Kreislaufs des Jahres, dessen Ablauf und Ausdruck der Zeit bestimmt war durch die vollführten Bewegungen von Sonne, Mond und Planeten, wurde mehr und mehr abgelöst von dem Interesse an Zeit im Sinne einer Kennzeichnung von meßbaren Ereignisfolgen selbst.
Mit der Entwicklung von Technik und Wissenschaften sind Zeit und Raum eine immer festere Verbindung eingegangen. Die meßbare Zeit erlaubt das ‚Zurückgehen' in der Kette des Lebens um Jahre, Jahrhunderte, Jahrtausende und mehr. Das der Zeit ‚Vorausgehen', richtungsweisend nach vorne, wurde ebenfalls mehr und mehr in Form von Planen, wenn auch begrenzt, möglich. Die Evolutionsidee von Darwin z. B. trug bei zu einem bestimmten Entwicklungsverständnis der Schöpfung. Die Entwicklung in der Astronomieführte zu einer ungeheuren Ausdehnung der Zeit-Raum-Skala. Der Blick in den Weltraum wurde gleichzeitig ein Blick in unsere Vergangenheit. Die Lichtinformation von dort braucht für das Eintreffen auf der Erde Zeit – also keine Gleichzeitigkeit. Das Universum dehnt sich in gewaltiger Geschwindigkeit aus, wenn wir in den Weltraum blicken, erblicken wir die Frühzeit des Universums, die Geburt des Universums. Und nicht zuletzt kam es zu der Entdeckung Einsteins, der in seiner Relativitätstheorie die Umkehrbarkeit der Zeit nachwies, d. h. das bisher gültige kopernikanische Bild von der Welt als ‚unendlich und unbegrenzt' umwarf und das Raum-Zeit-Kontinuum als ‚endlich, aber unbegrenzt' beschrieb.
Diese Entwicklung zeigt deutlich, daß die heutige Frage nach der Zeit und nach Schöpfung und Ursprung den Akzent auf die Bewegung legt und nicht

auf die Ruhe, das Sein und das schöpferische Geschehen daraus, wie es in den frühen Schöpfungsmythen der alten Völker noch nachzuempfinden ist; das Werden aus dem Sein heraus, immer neu, vielfältig sich gestaltend. Heute ist die lineare Zeitempfindung so weit gegangen, daß sie sich zu einer künstlichen Zeit, d.i. der Tag aufgeteilt in Stunden, Minuten, Sekunden, Mikrosekunden reduziert hat. Die Erfindung der Uhr im späten Mittelalter und die Einführung der sogenannten Weltzeit (Greenwich-Zeit), die erst seit ca. 100 Jahren besteht, hat den Menschen aus der Anbindung an seine und die der Natur innewohnenden Rhythmen entfernt und entfremdet.

Der Mensch in der heutigen Zeit

Mit der wissenschaftlich technischen Entwicklung in unsere moderne Zivilisation hinein wird die Zeiteinteilung als nutzbar angesehen für ein zweckorientiertes leichteres Zusammenleben von vielen Menschen in Städten, im öffentlichen Leben, in der weitreichenden Wirtschaft, in der ganzen Welt. Ja sogar als einzige Überlebenschance in den immer komplizierter werdenden Prozessen einer arbeitsteiligen, vielfach gegliederten Gesellschaft.
Diese Entwicklung hat damit zu einer Spaltung des Lebens, in dem der Mensch steht, geführt; zum einen in dessen Reglementierung durch die meßbare, ökonomisierbare, d.i. die künstliche Zeit und zum anderen in die erlebte Zeit, die sich auszeichnet durch Unmittelbarkeit, zeitlose Gegenwärtigkeit des Moments. Die erlebte Zeit ist je nach Verfassung eines Menschen in der Wahrnehmung einmal länger, einmal kürzer, mal dichter, mal zäh sich hinziehend. Das heißt, das Verhältnis des Menschen zur Zeit verändert sich jeweils in Anbetracht seiner subjektiven Befindlichkeit, die auch mitbestimmt wird von seinem sozialen Umfeld.
Die erlebte Zeit ist diejenige, die der Mensch lebt, selbstvergessen, aus der heraus spontan kreative, aus dem Moment geschaffene Prozesse entstehen können, wie z. B. im Spiel von Kindern. Da ist eher die Frage nach dem Bleiben, nach Beständigkeit, dem menschlichen Sein, aus dem heraus Gestaltung geschieht, als die Frage nach dem Fluß, dem Veränderlichen, dem Fortführenden, Zielgerichteten.
Jeder Mensch hat seine eigene Zeit, die sich zeigt in der Lebensspanne, dem Gang von Geburt zum Tod. Wie schon der weise König Salomo sagte: „Alles hat seine Zeit, und alles Vorhaben unter dem Himmel hat seine Stunde. Geboren werden hat seine Zeit, Sterben hat seine Zeit." Weinen, Lachen und Tanzen hat seine Zeit.
Die Lebenszeit eines Menschen kann zur gelebten, eigenen, erfüllten Zeit oder vergeudet werden, das ist in seine Verantwortung gelegt. Ein volles reiches Zeiterleben kann sich zeigen in einer gelungenen Begegnung, einem

Miteinander, im erfüllenden Tätigsein. Eine starke, große, lebendige und bedeutsame Zeit wird oft in der Begegnung mit wichtigen Menschen erfahren.

Alles echte Leben ist Begegnung. Begegnung liegt nicht in Raum und Zeit, sondern Raum und Zeit liegen in der Begegnung.[1]
Jedes Erlebnis hat ein besonderes Tempo, in dem es gelebt werden muß, wenn es neu, tief und fruchtbar sein soll, und Weisheit ist, dies Tempo in jedem einzelnen Fall zu finden.[2]
Die erlebte Zeit ist nicht linear, sondern vieldimensional, die Zeiträume von Vergangenheit, Gegenwart und Zukunft sind eins, Vergangenheit und Zukunft sind in der Gegenwart enthalten. Der Rhythmus von Intensität im Erleben und der Ruhe danach ist der Ausdruck von Sinnhaftigkeit des Lebens. Das Ruhen in der Zeit und die ganzheitliche Schau des Lebens, wie es aus alten Kulturen überliefert wird, ist in der jetzigen Industriegesellschaft beinahe ganz verloren gegangen.
Das richtige Verhältnis zur Zeit ist heute ein Problem. Der Mensch mit seinem Leben steht unter dem Gesetz der Zeitlichkeit, die gleichgesetzt wird mit Vergänglichkeit und als Bedrohung erlebt wird. So wird es schon bei Hiob ausgedrückt: der Mensch „geht auf wie eine Blume und fällt ab; er flieht wie ein Schatten und bleibt nicht."[3] Oder im 90. Psalm: „Du lässest sie dahinfahren wie einen Strom; sie sind wie ein Schlaf, gleich wie ein Gras, das doch bald welk wird, das da frühe blühet und bald welk wird und abends abgehauen wird und verdorret."
Alles, was der Mensch ist und das Leben ihm bietet, ist vergänglich und hinfällig. Somit beginnt die Jagd nach dem Beständigen, nach dem Dauerhaften, nach dem Halt, dem Immerwährenden.
Die Frage des Menschen nach der Zeit ist immer zugleich die Frage nach Vergänglichkeit und Tod. Die Angst vor der Zukunft, vor dem Alter, vor dem Tod treibt den Menschen dazu, nach der Aufrechterhaltung und Fortsetzung des Gegenwärtigen zu streben. Um dem Schrecken des Vergänglichen, des Verfalls, imgrunde dem Wandel zu entgehen, wird das Denken und Handeln ausgerichtet auf Jugendlichkeit, Tatkraft, Leistung und Leistungssteigerung – das bestimmt den Wert des Menschen. Das Betonen und Haltenwollen der Gegenwart in dieser Weise schneidet den Menschen ab von der Empfindungsfähigkeit gegenüber Tod und Leid und Sterblichkeit. Er entzieht sich der Fähigkeit zum Wandel, zum Werden und vermeintlich damit dem Schrecken des Alterns.
Der Mensch hat die Zeit in die Hand genommen: er verbraucht sie, er hat sie oder hat sie nicht, er benutzt sie und will sie festhalten. Dies aber mündet in Hast, Ungeduld, Eile, Hetze, ein immerwährendes hinter-der-Zeit-Herlaufen und sie doch nie einholen, ein immer mehr außer-Atem-Kommen,

von Moment zu Moment hasten und nie im Augenblick sein können. So sagt Dürckheim entsprechend: „Die Menschheit ist so atemlos geworden, weil sie nicht mehr ausatmen kann."
Der Mensch weigert sich ... ohne Zeit zu leben. Er fordert Zeit, erschafft Zeit, lebt in der Zeit. Das Überleben wird ihm zur Hoffnung, die Zeit sein kostbarster Besitz, die Zukunft wird sein einziges Ziel."[4]

Die Ausrichtung im Leben ist Entwicklung und Fortschritt, das sind die Ereignisse, oder besser das ist die Kette der Ereignisse, die die Lebenszeit bestimmen. Immer im Bemühen, mit der Abfolge der Ereignisse Schritt zu halten und dabei mit dem Blick nach vorn der Gleichförmigkeit durch ein ‚Besser', ‚Schneller' zu entgehen. Der Takt bestimmt den Menschen, nicht mehr die Schwingung seines Rhythmus.
Durch den Zwang, uns auf die monotonen Abläufe der linearen, technizistischen Zeit einzustellen, erleidet unsere körperliche und seelische Gesundheit großen Schaden. Wir arbeiten am Tag wie in der Nacht, sorgen dafür, daß in unserer Umgebung Zeit und Temperatur konstant bleiben und wir denken nur insofern an die Zukunft, als es um eine Verlängerung unseres individuellen Lebens geht.[5]
Das Streben nach Kontrolle über ein Wesen, das unbeeinflußbar ist durch menschliches Verhalten, zeigt seine ganze pathologische Auswirkung in der sklavischen Abhängigkeit von einem Ding am Handgelenk. Scheinbar haben wir die Zeit im Griff, sie wird von uns gesteuert, nach unserer Ordnung manipuliert, erweitert, komprimiert, ja sogar verliehen, ganz entsprechend unseren vermeintlichen Bedürfnissen. Und der Mensch mit dieser Nicht-Lebensqualität wird krank und unglücklich, weil sein Leben unerfüllt ist.

Auswirkungen auf den Menschen

Was diese Art und Weise, das Leben zu leben oder besser gesagt, nicht zu leben, aus dem Menschen macht, erleben Ärzte und Therapeuten jeden Tag in ihren Praxen. Das Hasten und Hetzen ist zur Alltags-Bewegungsform geworden. Das Tun, das am-Außen-orientiert-Sein, das aktive-die-Welt-Handhaben und -Bestimmen, ist zum Lebenszweck und -ziel gesetzt worden. ‚Zeit haben' ist immer verbunden mit dem Anspruch, sie füllen zu müssen mit Aktivität. Dahinter steckt die Angst vor dem Innehalten, die den Menschen in die Flucht vor der Sinn-Leere und Einsamkeit in die Sicherheit des Handhabens, oftmals in die Pseudoaktivität treibt.

‚Ich habe keine Zeit' – dieser millionenfache Ausspruch des heutigen Menschen ist symptomatisch. Die ‚Zeit' ist, wenn auch vorerst noch in negativer

Form, seine größte Präokkupation. Der es sagt, glaubt, er spräche von der Uhrzeit. Wie würde er erschrecken, realisierte er, daß er in diesem Augenblick auch sagt: ‚Ich habe keine Seeele‘ und ‚Ich habe kein Leben‘![6]

Dieses Zeit-Über-Ich bestimmt den Menschen bis in die Gestaltung seiner nahen Beziehungen hinein und führt zu einer Entfremdung seiner selbst. Die Seele hat ihre eigene Zeit, die der zerstückelten, reglementierten Zeit entgegensteht. Zeitdruck und Zeitmangel machen krank. Zeit, die den organischen und seelischen Rhythmen entgegengerichtet ist, Zeit, die man füreinander nicht hat, kann schwerwiegende pathogene Auswirkungen haben. Schon früh wird das kindliche Zeiterlebens nicht beachtet und statt dessen der Zeitstruktur der Erwachsenen verpflichtet; die Eltern stülpen ihre eigenen, entfremdeten Zeitvorsstellungen der Zeitwelt der Kinder über (eine bestimmte Zeit zum Schlafen, Essen, Spielen, für Gespräche).

Die Krankheit ‚Zeit‘ wird oft schon sehr früh in den Menschen hineingedrängt. Gelebtes, erfülltes, empfundenes Miteinander, Verstehen, Innigkeit kann nur da sein, wo auch Dauer und Verweilen-können gewährleistet ist, niemals unter dem Diktat der Zeiteinteilung. Das bedeutet eben auch, daß ‚Zeit haben‘ nicht gleichzusetzen ist mit ‚viel Zeit haben‘, sondern die Qualität des Daseins und Miteinanderseins ausschlaggebend ist. Somit ist das miteinander und füreinander Zeit-Haben ein wesentlich heilender Faktor im therapeutischen Prozeß. Das Zeiterleben unterliegt der Schwingung, dem Rhythmus, dem lebendigen Auf und Ab und Hin und Her, immer wieder neu, das im Menschen und durch ihn hindurchwirkt. Wird das qualitative Erleben mehr und mehr ersetzt durch ein quantitatives, formales Zeitsystem, den Zeit-Takt, muß die Wirkung eine sowohl psychisch als auch somatisch krank-machende sein.
Während früher noch das Zeitempfinden orientiert war an den zyklisch auftretenden Erscheinungen in der Natur (Reifezeit, Erntezeit, Jugendzeit usw.), hat sich heute auch dort schon Vieles von dem natürlichen Rhythmus entfernt (Feriensaison, Sommer-Schluß-Verkauf, Schulsaison, Theatersaison, Sportsaison). Sogar die sogenannte freie Zeit – Freizeit – wird organisiert und eingeteilt bis ins Kleinste hinein. So setzt sich der Druck, das Beherrscht-Sein durch die Zeit fort in Bereiche hinein, die imgrunde der Sehnsucht des Menschen nach Ruhe, Entspannung, Gelassenheit, nach einfach Sein entsprechen sollten.
Oft ist Erholung Zwang, Anstrengung, Hunger nach Abwechslung. Nicht etwa Ruhe oder Erlösung. Der Mensch reduziert sein Leben auf das Funktionieren nach einem Regelsystem, das mit ihm nichts mehr zu tun hat.

Die pathologischen Erscheinungen aufgrund einer solchen Fremdbestimmung des Lebens ergreifen den Menschen umfassend. So zeigen sich alle Störungen im somatischen Bereich vor allem an den Organen, die mit rhythmischen Vorgängen zu tun haben, wie zum Beispiel Herz, Verdauung, Atmung. Da alles mit allem zusammenhängt und voneinander abhängt, ist jede körperliche Störung, wenn auch oft nicht bewußt, verbunden mit einer seelischen und wiederum umgekehrt. Depressionen, Neurosen, Automatismen, Ängste, Aggressionen, die zwanghaft den Menschen erfassen können in einer Zeit wie der heutigen, sind Ausdruck seiner Not und gleichzeitig ein Hilferuf an ihn selbst.

Jegliche seelische Empfindung hat ihren Ausdruck und Eindruck. Die innere Haltung zeigt sich in der äußeren. Wenn diese manifest wird, dann jene ebenfalls, bis hinein in das Feste, Knochige des Körpers. Da, wo jede Schwingung von außen her unterbunden wird, kann auch keine innere sein, weder körperlich, noch seelisch in der Empfindungsfähigkeit. Um so mehr ist der Mensch seinen Gefühlen und Affekten, vor allem den negativen, ausgeliefert und unterworfen.

Heute erleben wir etwas wie eine Rebellion der vegetativen Zone gegen die animale, des Unterbewußtseins gegen das Bewußte. Die völlige Änderung der Lebensbedingungen im Jahrhundert der Technik stellt an unser Anpassungsvermögen nie dagewesene Ansprüche. ... Die Spaltung in einen naturhaften und einen intellektuellen Wesensteil bekommt weder dem Leib noch der Seele.[7]

Die Not aber, in die der Mensch geraten ist, treibt ihn umso mehr hin zu dem, was ihm abhanden gekommen ist; die Sehnsucht treibt ihn, das wiederzufinden, was er verloren hat, den Bezug zu sich selbst und zur Sinnhaftigkeit eines lebendigen, erfüllten Daseins.

Nichts im Menschen, keine Organtätigkeit ist so störbar, wie die Vorgänge im Atemgeschehen. Der Atem, unbewußt und unwillkürlich gesteuert über vegetative Zentren, aber zugleich doch willentlich beeinflußbar, bildet die Brücke zwischen Innen und Außen. Durch ihn ist der Mensch in der Lage, sein Ganzes, Leib und Seele, in Verwirrung oder in Ordnung und Harmonie zu bringen.

Wie anders kann das Leben und das Lebensgefühl werden, wenn der Mensch dazu fähig ist, seinen Körper zu entspannen, sich seinem Selbst hinzugeben, einmal nichts zu denken und sich auf den Wellen seines Atem dahintragen zu lassen. Nichts mehr wollen, nicht mehr getrieben werden – einfach nur sein.

Das Zurückfinden zum eigenen Rhythmus

Da ist zum einen die Sehnsucht des Menschen nach Ruhe, nach Befreiung aus dem Gefangensein und der Bedingtheit des zu stark gelebten Poles der Aktivität, zum anderen zeigt sich das Bedürfnis nach dem wieder Eingebundensein in den eigenen, ursprünglichen Rhythmus. Die Suche richtet sich letztendlich auf beides, da beide Seiten zusammengehören: der biologische, naturgemäß dem Menschen innewohnende, als auch der ganz individuelle, wesensbedingte Rhythmus. Es ist also nicht nur allein der eine Pol ‚Ruhe', der dem Menschen seine Sehnsucht stillen kann, sondern das gesunde Schwingen von Tun und Lassen, von einer Daseinsform in die andere hinein, ein kreisendes, spiraliges Schwingen.

Sein Atem ist dem Menschen das, was ihm am nächsten steht, um Rhythmus wahrzunehmen und zu empfinden. Der Atem, der seiner Natur nach vom Unbewußten her den Menschen bewegt, aber auch von ihm willentlich bewegt werden kann.

„Der Atem des Menschen ist der Rhythmus des Menschen."[8]

Rhythmus bedeutet jedoch nicht Takt. Takt ist das Gleichmaß des Zeigers der Uhr, Genauigkeit, bestimmt vom Willen. Rhythmus ist das Strömen des Flusses in seinem Bett, somit Form und Formlosigkeit zugleich. Rhythmische Schwingung kann in die Tiefe, in die Höhe, in die Weite und in die Dichte hineinschwingen. Rhythmus ist Leben, ist harmonisches Miteinander von verschiedenen Schwingungen, Rhythmus ist Meer und Welle in Einem, ist lebendiges Bewegt-sein in der Ruhe.

Die naturgemäße Atembewegung verläuft weich, rund und wellenförmig, in dreiteiligem Rhythmus von Einatem und Ausatem, in die Pause hinein, aus der heraus der Einatem wieder auftaucht. So zeigt sich im Erleben dieses Rhythmus ein fortlaufendes schwingendes Kreisen, ein immer Wiederkehrendes und dabei in seinem Erscheinen immer wieder Neues.

Das Eintauchen in die Pause bedeutet nicht ein Aussetzen oder Aufhören. In einem natürlichen Atemzyklus, d.h. einem nicht dem Willen unterworfenen Atemvorgang ist auch die Pause belebt, schwingend, gefüllt. Sie kann eine lebendige und schöpferische sein – die Vorbereitung für den neuen Kreis. Wo die Pause fehlt, ist der Atmende aus seinem Rhythmus herausgegangen, ist unruhig, zerstreut, gehetzt und angestrengt. Die meisten Menschen unserer Zeit leben und bewegen sich in diesem Zustand, der dem eines Asthmatikers gleicht, langer Einatem, kurzer Ausaatem, keine Pause.

Da, wo Leere, Erschlaffung, Zerstreutheit ist, kann kein lebendiges, schöpferisches, wandelndes Bewegendes entstehen. Es wird entweder ein angestrengtes, gespanntes Tun oder aber ein erschöpftes, undynamisches, lustloses Dahinvegetieren. Der Ausspruch ‚Pause machen, um Atem zu holen'

zeigt das ganze Dilemma, alles erschöpft sich immer wieder in willentlich bestimmter Tätigkeit.
Ein Ausklingen in die Pause hinein setzt einen ruhigen langen Ausatem voraus und bringt einen den Umständen entsprechenden Einatem. Lebt der Mensch in diesem natürlichen Atemrhythmus, so ist es ihm möglich, auch bei großer Anstrengung oder Konzentration in innerer Ruhe zu bleiben. Das ist ein Mitschwingen-können aus dem Inneren heraus, mit dem, was die äußere Schwingung des Lebens fordert; Innen und Außen sind miteinander in der rechten Verbindung.
Aus seines Atems Fülle quillt seine Wechselfähigkeit, im Wandel der Tagzeiten und Nöte so zu sein, wie es die Dinge fordern. Atem ist Lebendigkeit in Wechsel und Sein.[9]
Eine Bedingtheit für das Stattfinden der Atembewegung ist die Form, das Gefäß, durch die sie schwingt. So, wie kein Mensch dem anderen äußerlich gleicht, so atmet kein Mensch wie der andere. Noch mehr als die körperliche Form, prägt der innere Zustand des Menschen, die innere Haltung dem Leben gegenüber, das seelische Wesen des Einzelnen den Rhythmus des Atems. Die Weise, in der Ein und Aus und Pause sich ereignen, mehr oder weniger zugelassen, ermöglicht oder behindert, bestimmt und beeinflußt das Dasein des Menschen in seinem Inneren und Äußeren.
Die Atembewegung ist Ausdruck für die innere Bewegtheit des Menschen und damit seine Identität und bestimmt seine Bewegung im Außen. Gelingt es dem Menschen mit viel Langmut und Geduld in seinen ihm eigenen Atemrhythmus zurückzufinden, wird er auch wieder eingebunden sein in die kleineren und größeren Rhythmen, die ihn bestimmen und leiten.

Bewegt-Sein aus der Mitte

Alles Lebendige drängt hin zu Bewegung und findet sich in Form und Fließendes, immer wieder darin neu sich gestaltend. Harmonisch getragene, rhythmisch schwingende Bewegung kann nur geschehen aus dem Angebundensein an eine Mitte, die sich zeigt aus der Erfahrung und dem Umgang mit Grenzen. Schwingung findet statt in einem Raum, findet ihren Ausdruck durch die Grenzen des Raumes und die damit definierte Mitte. Aus der Mitte heraus und um sie herum kann Schwingung gestaltend wirken und bewirken. Jede Schwingung, um als solche sein zu können, braucht eine Mitte, ist ein Rund um eine Mitte, das sich im Kreis verdichtet zu einem Mittelpunkt. Wie T. S. Eliot so wunderbar ausdrückt: „Weder Fortgehen noch Hingehen, weder Steigen noch Fallen, wäre der Punkt nicht, der Ruhende, so wäre der Tanz nicht – und es gibt nichts als den Tanz."

Das Schwingen um eine Mitte, von ihr ausgehend, kennt kein zu weit, kein sich-Verlieren, kein sich-Zerstreuen. Jede rhythmische und damit harmonische Bewegung ist eine Bewegung um die Mitte und aus der Mitte heraus. Somit kann der menschliche Ausdruck, der getragen ist von innen her, von der Empfindung und Sammlung im Atem, sichtbar werden in einer schönen, ausdrucksvollen, harmonischen Bewegung.

„Die Bewegung ist eben der ganze Mensch und der ganze Mensch ist Bewegung. ... Immer pulst die Seele in der Bewegung und findet sich die Bewegung wieder in der Seele.“[10]

In der heutigen Zeit steht jeder Bereich, so auch was den Ausdruck des Menschen angeht, mehr im Zeichen von Quantität als von Qualität. Die Tendenz, sich an äußeren Maßen quantitativ zu orientieren, hat – wie schon oben ausgeführt wurde – Menschen sowohl aus ihrer Mitte, als auch aus dem Empfinden für ihr Maß vertrieben und haltlos gemacht. Die körperlichen Folgen, wie Organschäden, Haltungsschäden, Überspanntheit, Erschlaffung, Atemlosigkeit und die damit einhergehenden seelischen Folgen, wie Depression, neurotische Zustände, Wut, Haß, Ausgeliefertsein an Affekte usw., müssen die Menschen leidvoll und oftmals hilflos erleben. Die vermeintlich unterstützenden Bestrebungen, die sich der Mensch sucht, um aus seiner Not herauszukommen, sind meist wiederum orientiert an Quantität, zielgerichtetem Wollen und Erzwingen. Gymnastik und sportliche Betätigung sind oft auch nur wieder ausgerichtet auf äußeres Tun, ohne Anschluß an die inneren Gesetzmäßigkeiten, und so bleibt alles erstmal in dem krankmachenden Kreislauf von ich-bezogenem, wollendem Tun, Beherrschen und Bestimmen, ohne rechten Halt und rechtes Maß, das wieder in Hast, Zerstreuung und Kraftlosigkeit endet.

Bewegung im körpereigenen Rhythmus weckt innerleiblichen Widerhall, arhythmische dämpft die innere Schwingung ab.[11]

So, wie äußere Bewegung direkte Wirkung auf die innere Bewegung hat, sowohl körperlicher als auch seelischer Art, so hat innere Bewegung ihre Auswirkung auf das Äußere; Ausdruck der Gesetzmäßigkeit: wie innen so außen, wie oben so unten. Dieses gegenseitige Miteinander kann jedoch nur in der rechten Ordnung oder heilsam wirken, wenn beide Pole miteinander in Verbindung sind, sich gegenseitig befruchten und anregen. So wirken auch Geistiges, Seelisches und Körperliches in diesem voneinander abhängigen engsten Miteinander, deren Verbindendes der zugelassene Atem ist.

Der aus der Ruhe und Gelöstheit heraus lebende Mensch ist verbunden mit seiner Mitte, mit seinem Rhythmus. Sein Leben zeichnet sich aus durch Mühelosigkeit, Natürlichkeit, Einfachheit und Selbstverständlichkeit.

Die Frage nach der alles bewegenden Mitte im Menschen meint jedoch keine topographisch definierte Mitte, kann sie nicht meinen, da jede offene, spiralige Schwingung um eine Mitte schon im nächsten Moment eine neue Mitte fordern muß, aus der heraus sie sich weiterentwickelt. Auch das Mittenempfinden des Menschen selbst unterliegt, vor allem zu Beginn der Arbeit mit dem Atem, sehr unterschiedlichen Erfahrungen. Mitte kann überall empfunden werden und wird immer wieder neu auftauchen. Doch zeigen sich mit der Zeit deutlicher werdend, bestimmte Gesetzmäßigkeiten und körperlich empfundene Räume, die das Bewußtsein von Mitte ermöglichen.

Mitte kann sein in der Tiefe des Leibes, im Beckenbereich, die ‚Erdmitte des Menschen', wie Dürckheim sie nennt, die die Qualität von Ruhen im Daseindürfen, von vitaler, kollektiver Kraft, von Aufgehoben- und Geborgensein, von Quelle hat. Das zugleich Tragende und Dynamische der Mitte dieses Raumes setzt sich fort in die Schwingung der Wirbelsäule hinein und ermöglicht die Aufrichtung, den Halt in der Dynamik.

Eine andere Qualität von Mitte zeigt sich im Mitten-Raum des Leibes, Sitz des Zwerchfalls, des Sonnengeflechts und den in diesem Raum befindlichen Organen. Hier ist die Verbindung, die Brücke zwischen dem oberen und unteren Menschen, die sich ausdrücken kann in der Empfindung von starker, zentraler Kraft, Ruhe, Gelassenheit, Klarheit, Ich-Kraft. Aus ihr heraus ist der Mensch in der Lage, sich der Welt zu stellen, ihr zu begegnen, sich auseinanderzusetzen. Hier kommt das Persönliche, nicht mehr nur das Kollektive zum Ausdruck und zeigt sich im inneren Empfinden.

Der obere Mensch birgt in sich die Mitte als Herzens-, Seelenqualität, aus der heraus er sein individuelles Wesen zum Ausdruck und zur Entfaltung bringt als Handelnder in der Welt. Offenes, feinfühliges, freudiges, warmes, liebevolles Mitschwingen in und mit dem Außen sind Ausdruck des Lebensdaseins aus diesem Raum. Nur das Miteinanderschwingen der einen aus der anderen heraus in die nächste hinein, das sich gegenseitig Fördernde, Stützende, Stärkende ist die Bedingung für das rechte Wirken jeder Mitte aus der in ihr wohnenden Kraft heraus in die Welt hinein, auf immer neue Weise.

Das Wahrnehmen und Empfinden dieser Qualitäten ist nichts, was gewußt werden kann. Es muß erlebt werden im Inneren, im Anschluß an die innere Bewegung, an das zugelassene Durchschwingen und Durchströmen des Atems, an das Ruhen in der Gelassenheit.

Atemarbeit in der Einzelbehandlung

Um dahin zu gelangen,
wo du schon bist, und
fortzukommen von dort,
wo du nicht bist,
mußt du einen Weg gehen ,
der keine Ekstase kennt.[12]

Das Zurückfinden zu sich selbst, in ein Leben mit sich selbst und aus sich heraus, das erfüllt und sinnhaft ist, erfordert das sich Einlassen auf einen Weg. Das bewußte Erfassen des Atems, das Erleben aus der Tiefe der Erfahrung heraus führt hin zur Fülle und zum Reichtum dessen, was den Menschen ausmacht. Erst in der Sammlung und im Stillwerden kann Bewußtwerdung sich vollziehen und die Wahrheit sich zeigen.

Erst wenn all die vielen Schichten unseres Bewußtseins zur Ruhe kommen und ganz still werden, dann erst öffnet sich das Tor zur unermeßlichen Fülle, zu jener Seligkeit des ewigen Augenblicks, in dem die Schöpfung immer wieder neu geboren wird.[13]

Die Atembehandlung stellt eine Situation dar, in der zwei Menschen sich begegnen, der eine im Atem Erfahrene, aus seinem Wissen um den Atem heraus Begleitende und der andere, der Suchende, der begleitet werden möchte. Über diese Begegnung kann Bewußtheit und schließlich Wandlung geschehen.

Im Atem zeigt sich die momentane Situation eines Menschen, sein Wesen und seine Art im Leben zu stehen. Die Atemschwingung unter den Händen des Behandlers – ihre Dynamik, ihr Zugelassen-, Zurückgenommen- oder Verhindertsein – gibt Auskunft über den Rhythmus, die Seinsweise. Das bedeutet, daß diese Arbeit sich nicht nur an der Oberfläche einer Symptomatik ausrichtet, sondern in der Tiefe nach dem Menschen als Ganzes fragt; sie weist und geht damit auf den Grund jeder Störung, die sich auf vielfache Weise zeigen kann. Somit kann es keinen technischen Zugang und Ansatz zu dieser Art von Behandlung geben, da jeder Mensch seine ganz ihm zu eigene Bedingtheit und Möglichkeit des Daseins erhalten hat. Jeder technische Zugriff könnte eine Entwicklung zu einem gesunden, ganzen Leben hin einengen und verhindern.

Die Atembehandlung lebt letztendlich auch aus dem Anschluß an das Schöpferische des Behandlers, das sich eröffnet aus dem Erleben des eigenen Atems und der Hingabe an ihn. Nur so weit und so tief, wie ein Mensch mit sich selbst in seiner Entwicklung gegangen ist, kann er in liebevoller Zuwendung einen anderen führen und begleiten. Das Erfahren, sich Seiner-bewußtwerden und die Wandlung daraus wird nie enden, solange der Mensch lebt.

Über das Ansprechen des Atems wird der Spürsinn, die Wahrnehmung des Körpers wieder geweckt und ins Bewußtsein gebracht. Die bewußte Wahrnehmung der körperlichen Situation – Lebendigkeit, Einschränkung, Verhinderung, usw. – geht immer auch einher mit dem Auftauchen und Bewußtwerden von seelisch Verdrängtem, da die vergangene Lebensgeschichte sich in den Leib geschrieben hat. Festgehaltenes, Unbewußtes kann sich lösen und befreien, da jedes unterdrückte Gefühl immer auch eine Einschränkung im Atem zur Folge hat.

Durch Lösung kann wieder mehr Fließen, mehr Freiheit sein und damit neu Energie zur Verfügung stehen. Das Erfahren und Bewußtwerden der Körperwände durch die Berührung der Hände des Behandlers und dadurch das Ansprechen des Atemstromes führt schließlich zu Raumerfahrung, Eröffnung von Körperräumen und damit Atemräumen.

Im Innewerden des weit und schmal Werdens seiner Atembewegung gewinnt der Mensch Zugang zu seinen Tiefen. Im Einatem werden Anregungen aus der Umwelt, gleichsam die Welt aufgenommen, wird durch die Weitung der Körper-Atem-Räume die Bildung von Kräften spürbar, während der Ausatem ein sich Entladen in jedweder Form ermöglicht, – ein sich Lassen, ein Hergeben, immer auch ein ‚kleines Sterben' und ein Freiwerden von Kräften, die in der Welt formend und gestaltend wirken können. Die Ruhe in der Atempause schenkt die Zeit für das Ausklingen des im Ein und Aus Erfahrenen.

Die Atembehandlung ist wie ein Gespräch, in dem der Atem die Sprache, das Vermittelnde darstellt. In der Weise, in der der Behandelte sich mehr und mehr einlassen, sich öffnen und hingeben kann, in dem Maße kann Lösung ‚geschehen', wächst und stärkt sich innerer Halt. Kraft und Vertrauen kann auftauchen und das Erleben von Getragensein und Aufgehobensein im Ganzen vermitteln. Es bedarf dabei der Wachsamkeit und des umfassenden Aufgeschlossenseins – aus dem absichtslosen, geduldigen Wartenkönnen schenkt sich der Atem immer wieder neu.

Diese Wachsamkeit ist also kein gespanntes Aufmerken, sondern ein Aufgeschlossensein. ... Aufgeschlossenheit ist die stille und vorbehaltlose Beobachtung dessen, was ist, ... sodaß wir seiner voll und ganz innewerden.[14]

Die Bereitschaft, sich immer wieder in solcher Weise auf die Erfahrung mit sich selbst einzulassen, wird mit der Zeit den Menschen lösen und stärken. Er wird fähiger, mit den wechselnden Anforderungen, die das äußere Leben stellt, elastisch und weich umzugehen und mitzuschwingen. Äußere Impulse können leichter von der Atemschwingung aufgenommen und integriert werden, sodaß ständig der Rhyhmus sich flexibel verändern und einschwingen kann auf das Jetzt.

Mit wachsender Entwicklung von Achtsamkeit, Wachheit und Anwesenheit im Atemgeschehen werden Lebendigkeit und Sammlungsfähigkeit des Menschen zunehmen. Er ist nicht mehr genötigt, die Welt willentlich zu bestimmen und vermeintlich zu beherrschen, sondern immer mehr in der Lage, mit Leichtigkeit durch eine Aufmerksamkeit, die zuläßt, mitzuschwingen und Einfluß zu nehmen in der rechten Weise.

Der freie Mensch ist der ohne Willkür wollende. ... Er lauscht dem aus sich Werdenden, dem Weg des Wesens in der Welt; nicht um von ihm getragen zu werden: um es selber so zu verwirklichen, wie es von ihm, dessen es bedarf, verwirklicht werden will ...[15]

Diese Entwicklung ist etwas langsam sich von innen Vollziehendes, das viel Geduld, Liebe und Abwartenkönnen braucht und frei sein muß von jeglichem Anspruch und Wollen – sowohl von Seiten des Behandlers, als auch des Behandelten. Sich bewegen lassen, bewegt werden vom Kommen und Gehen des Atems, im gelösten Zustand des Innewerdens, im Begreifen und Annehmen des immer wieder Neuen, führt den Menschen schließlich zu einer überdauernden Haltung von liebevoller und wacher Gelassenheit. Das Lebendige des Daseins stellt jeden Moment immer wieder neu die offene Frage nach dem Tun im Lassen und dem Lassen im Tun.
Der Atem-Weg ist immer auch zugleich verbunden mit einer geistigen, spirituellen Entwicklung, da jede Veränderung im Körperlich-Seelischen immer auch eine geistige Wandlung beinhalten kann.
Nach Innen geht der geheimnisvolle Weg. In uns oder nirgends ist die Ewigkeit mit ihren Welten, die Vergangenheit und Zukunft. Die Außenwelt ist die Schattenwelt, sie wirft ihren Schatten in das Lichtreich.[16]

Atemarbeit in der Gruppe

In der Atemarbeit in der Gruppe ist der Übende ganz auf sich hin ausgerichtet, er findet in dem Erleben in sich, in seinem Atem das ‚Du' und damit die Möglichkeit der Begegnung. Wie auch in der Atembehandlung führt das Zusammenfinden von Sammlung, Empfindung und Atem den Menschen in die Tiefe seines Wesens und ermöglicht ihm aus dem Geschehenlassen heraus Erkennen und Veränderung.
Die Hingabe und Achtsamkeit zur Entfaltung der Atemschwingung bindet an die innere Kraft an und wird tragender Grund sein können für die innere Lebenshaltung und deren Ausdruck. Ausdruck kann sein in der Stimme, der Atemverdichtung, im Klang – deutlich auch in der Stimmung, dem Gestimmtsein eines Menschen – und kann sein in der Bewegung; es ist etwas, dessen sich der Mensch entäußert, das er freigibt, ein inneres Entlassenes.

Fließende, vom Atem getragene Bewegung und Gestaltung ist immer eine schöne, harmonische, von innen nach außen entstehende. Sie ist nicht willkürlich gemacht, sondern getragen und kraftvoll, aus der Weichheit heraus im Gleichmaß und Wechsel.
Die vom Atem getragene Bewegung ist immer ein ganzheitlicher Ausdruck des Menschen und Zeugnis seiner inneren Haltung dem Leben gegenüber. Jede innere und äußere Haltung ist abhängig von der rechten, notwendigen Spannung, dem Eutonus, im Leiblichen und damit auch im Seelischen. Lebensvoller, freudiger Ausdruck und Ausstrahlung in Bewegung oder Ruhe ist abhängig von der inneren Schwingung, die lebendig nur dann sein kann,

wenn sie sich ereignet zwischen Spannung und Lösung. Die rechte Haltung, der rechte Atem und das rechte Verhältnis von Spannung und Lösung kann durch stete Übung immer wieder neu gefunden werden und den Menschen in seiner Mitte stärken.
In der Ganzheit wie in dem kleinsten Teil einer Bewegung pulst der Rhythmus des Menschen und die Welle seiner Lebensart formt diese wie jene Sonderheit und Seltsamkeit.[17]
Ausdruck und Durchlässigkeit des Menschen zeigen sich auch in seiner Fähigkeit, in Beziehung zu treten zu einem oder mehreren Anderen (Gruppe, Partnerarbeit). Die Erfahrungen in solchen Situationen sind zugleich Spiegel für die Entsprechungen im Leben. Eine intensive, wesentliche Begegnung ist immer auch eine Atemerfahrung. Begegnung braucht ein Gegenüber, und dieses kann in allem erfahren werden und kann alles sein. Das Erlebnis von Begegnung und darüber hinaus das Einswerden in der Begegnung erlöst den Menschen aus allen äußerlichen Bedingtheiten, die ihn in Einsamkeit und Abgetrenntsein hineingetrieben haben. Der wachsende Anschluß an das Innere führt ihn zu der Erfahrung. so sein zu dürfen, wie er ist, um sich verwandeln zu können.
Die Einheit von Seele und Leib, von innerem Erleben und Ausdruck findet ihre Verdichtung und Essenz in der Gebärde. Sie verdeutlicht Offenheit und Durchlässigkeit eines Menschen in seiner Ganzheit für das, was ihn meint, was durch ihn ‚west'.
Ist der Mensch in der Lage, sich dem Erleben der aufsteigenden Tiefen zu überlassen, erfährt er eine Weitung seines Lebensgefühls, die ihn weit über die Grenze des persönliche Lebensgefühls hinausträgt.

Zeiterleben im Atem

Im ernsten und doch spielerischen Üben, verbunden mit Wachheit und Bewußtheit für das, was geschieht und dem gleichzeitigen Darinnensein entschwindet die Zeit. Wie Kinder in ihrem Spiel die Zeitfreiheit erleben, so kann der Mensch dahin zurückfinden, wieder ein Spielender zu werden, „... ein Mensch, der in der Fülle der Betätigungen, die seinem geschaffenem Sein entströmen, leicht, weise, schön und ernst die schöpferische Kraft Gottes nachahmt, soweit es ihm gegeben ist. Die schwebende Leichtigkeit ist niemals Leichtsinn ... Der spielende Mensch ist darum ein Mensch des Ernstes ..."[18]
Das Erleben, daß Zeit unwesentlich wird, sich aufhebt und der Wahrnehmung entschwindet, ist sicher eine Erfahrung, die in der Einzelarbeit immer wieder gemacht wird und imgrunde in jeder Behandlungssituation geschehen kann.

Auch in der Übung mit sich selbst, in dem Eintauchen und Sich-selbst-Vergessen, kann dieses Erleben auftauchen. Auf der einen Seite ist die Bereitschaft und das sich in der Tiefe Einlassenkönnen auf das Angebot eine notwendige Voraussetzung, damit diese Erfahrung des Freiseins von Zeit geschehen kann.

Zum anderen ist es die Kunst der Atem-Lehrerin, zur rechten Zeit das richtige Wort auf dem Weg in das Üben hinein und durch es hindurch zu geben; eine große Kunst und ein Glück, wenn es gelingt. Diese Fähigkeit entwickelt sich aus der Tiefe der eigenen Erfahrung im Üben heraus und dem Lernen aus den immer wieder neuen Erfahrungen in der Arbeit mit Gruppen; das Gespür für die Gruppe und den Einzelnen in der Gruppe wird daran wachsen.

So war in der Rückmeldung aus der Gruppe und auch meinem eigenen Erleben die Erfahrung, daß Zeit entschwindet z. B. oft zu hören in dem Angebot des Kreisens um die Sitzhöcker im Sitzen auf dem Hocker. Das sich Einlassen auf den Kreisweg, die Anwesenheit in jeder Phase des Kreisweges – d. h. das Zusammenbringen von innerer und äußerer Bewegung – kann aus der Hingabe, dem ganz Drinnensein, der Selbstvergessenheit heraus in ein Empfinden von Ewigkeit, Zeitlosigkeit und Unendlichkeit führen. In der Veränderung des Zeitempfindens liegt dabei immer auch der Vorgang des Eintauchens in die jeweils sich ganz neu eröffnenden Räume. Die Innenerfahrung verbindet sich ganz mit dem Außen. Innen und Außen werden eins.

Die Gebärde, die Gestaltung des inneren Geschehens durch die Hände im Außen, kann den Übenden ganz erfassen und in die Erfahrung von Bewegtwerden und gleichzeitig Sein führen.

Die Mitte als Halt, als Ausrichtung ist dabei im Bewußtsein, sowie das Getragensein von Boden und Hocker.

Jeder Bewegungskreis schließt den Atemkreis mit ein, jeder Atemkreis trägt wieder hinein in eine neue Erfahrung von Raum und Zeit. Das jeweils Neue erscheint aus dem Vorhergehenden, ein immerwährendes schöpferisches Geschehen ohne Ende, dem die Erfahrung von ‚Sein' immanent ist. Zeit bekommt eine andere Dimension, sie löst sich auf, sie spielt keine Rolle mehr.

Diese Erfahrung mit sich selbst im Üben zu machen ist ein Geschenk und wird immer wieder losgelassen werden müssen. Sehr oft wird dieses Geschenk erlebt im Nachruhen am Boden, nach der Übungsstunde, in dem das Vorhergehende ausklingen und weiterwirken und in gerade diese Qualität des Daseins führen kann.

Erkenntnis- und Seinsfrage

Die Frage des Menschen nach seinem Atem ist immer auch die Frage nach seinem Leben, nach seinem Sein. So wird deutlich, daß der Weg der Arbeit mit dem Atem immer auch ein Bewußtseinsweg ist. Die Erkenntnisse und Wandlungen auf diesem Weg sind Früchte dieser Arbeit, die demjenigen, der bereit dazu ist, zufallen.

Wie in der Erfahrung der immer wieder neuen Geburt eines Atemkreises aus dem vorhergehenden, so ist jeder Moment eine Wiedergeburt – ein Zusammenfallen von Vergangenheit und Zukunft. Das Erkennen, daß letztendlich alles, was den Menschen ausmacht, ein Gegenwartserlebnis ist, führt dahin, daß die Zeit sich ausdehnt und erfüllt ist mit Vergangenem, Gegenwärtigem und Zukünftigem, daß letztendlich alles eins ist. Die Zeit ist im Menschen, nicht mehr er in ihr und durch sie gefesselt.

Der gegenwärtige Moment ist ein zeitloser Moment, und ein zeitloser Moment ist ein ewiger.[19]

Das ewige zeitlose Jetzt ist ein Innewerden, das weder ein Gestern noch ein Morgen kennt, es ist frei von Zeit. Diese Erfahrung des gegenwärtigen Erlebens wird dem Menschen, der auf dem Weg ist, immer wieder zuteil werden und in sein Alltagsdasein heilsam hineinwirken. Jedes direkte Gewahrsein ist zeitloses Gewahrsein. Alles ist gegenwärtiges Erleben, ob Vergangenes erinnert wird oder Zukünftiges erwartet wird, es findet in dem Moment statt, in dem es im Menschen geschieht.

Das Erleben von Ewigkeit, nicht als linear sich Fortsetzendes, sondern als Gegenüber zum Zeitlichen, eröffnet eine neue Dimension, die erfahren wird als ein Zugleich, als Einheit dessen, was war, was ist und was sein wird. So ist das Gegenwärtige etwas Offenes, etwas, das ist und zugleich verstreicht und immer wieder neu aus sich heraus geboren wird.

Das bedeutet nicht, Vergangenheit und Zukunft außer acht zu lassen, sondern das Umfangen von allen dreien in Eins, sodaß das Jetzt, der Moment, alle Zeit und Raum umfaßt, aber selbst kein Anfang und Ende hat, also ohne Grenzen ist, da es nichts außerhalb dieses jetzigen Moments gibt. Nehme ich ein Stück von der Zeit, so ist das weder der Tag heute noch der Tag gestern. Nehme ich aber das Nun, das begreift in sich alle Zeit.[20]

Das Innewerden des Seins wird dem Menschen immer wieder als Geschenk zuteil, wenn er sich ganz hineingibt in den Fluß des Atems, dem Ein und Aus und damit anheimgibt dem immerwährenden Werden und Vergehen.

Die geistige Dimension, die immer mit hineinwirkt in die Atemarbeit und die die letztendliche Sehnsucht des Menschen ist, führt ihn hin zu dem Erleben einer Einheit höherer Ordnung und tieferer Ganzheit.

Atmen heißt teilnehmen an der Welt. Das Aufnehmen der Welt ins Innere im Ein und in der Umkehr das Wirken in ihr führt weg von der Trennung in Innen und Außen. Erweist sich das Empfinden im Inneren als Spiegel für das, was im Außen erlebt wird, so ist das Äußere ein Spiegel für die innere Situation, d. h. beide sind letztendlich eins.
Der Baum des Lebens ist deshalb der Baum des Seins, der Baum der Erkenntnis ist der Baum des Werdens, der Zeit. Aber im Sein ist das Werden schon einverleibt. Das Sein ist doch Vergangenheit und Zukunft. Du brauchst dich im Sein nicht um das Werdende zu sorgen.[21]
Dieses Erleben von Ganzheit und im Anschluß-Sein wird dem Menschen zugänglich mit der wachsenden Fähigkeit, sich selbst begegnen zu können, bei sich selbst sein zu können, im Alleinsein und Schweigen aus der Stille heraus zu hören. So sagt Meister Eckehart, daß der Mensch sich nicht in die Abgeschiedenheit begeben soll, um Gott zu suchen, sondern um sich zu bereiten. daß Gott ihn finde.

Soweit du dich selbst losläßt
und alle geschaffenen Dinge,
– soweit du das tust,
soweit wirdt du geeint und beseligt
in dem Fünklein in der Seele,
das weder Zeit noch Raum je berührte.[22]

Ausklang

Schauen wir uns um in der Welt, finden wir in der Tat überall Situationen, die dazu aufrufen zu sagen: es ist höchste Zeit. Das Bedürfnis des Menschen nach sich selbst, nach Wesentlichkeit, nach Erfüllung im Leben wird stärker, und das wird der Antrieb sein zur Suche nach einer Möglichkeit, die jeder, der bereit ist und reif ist, in dieser Arbeit mit dem Atem finden kann und wird.
Tief im Inneren weiß jede Seele um die eigentliche Bestimmung des Mensch-Seins. Dieses Wissen und die Sehnsucht danach wird jeden Menschen, auf welche Weise auch immer, treiben zu suchen und schließlich zu finden.

Wenn auch der Mensch seinen Blick nach außen gekehrt hat und in die Irre geht, so hat er doch ein ewiges Locken und Neigen zum Grund hin und kann nirgends Ruhe finden, wenn er ihm ausweicht. Denn alle Dinge können ihm nicht genug sein außer diesem einen; denn dies treibt und zieht ihn ständig in das Allerinnerste, auch ohne sein Wissen. Denn da ist seine Bestimmung, so wie alle Dinge an ihrem Ort zur Ruhe kommen.[23]

Anmerkungen

1 Martin Buber: Das dialogische Prinzip, S. 135
2 Rainer Maria Rilke: Briefe und Tagebücher aus der Frühzeit, S. 161
3 Hiob 14, 22
4 Ken Wilber: Wege zum Selbst, S. 106
5 Anthony Aveni: Rhythmen des Lebens, S. 426
6 Jean Gebser: Gesamtausgabe Bd. 3, S. 38
7 Dore Jacobs: Die menschliche Bewegung, S. 136
8 J. L. Schmitt: Fülle des Atems, S. 80
9 J. L. Schmitt: Das Hohelied ..., S.79
10 J. L. Schmitt: Fülle des Atems, S. 112/113
11 Dore Jacobs: s. o., S. 64
12 David Steindl-Rast: Die Achtsamkeit des Herzens, S. 127
13 J. Krishnamurti: Leben!, S. 80
14 J. Krishnamurti: s. o., S. 118
15 M. Buber: s. o., S. 62
16 Novalis: Die Lehrlinge zu Sais, Gedichte, Fragmente, S. 117
17 J. L. Schmitt: Fülle des Atems, S. 115
18 Hugo Rahner: Der spielende Mensch, S. 28
19 Ken Wilber: s. o., S. 87
20 Meister Eckehart: in Meister Bd. 2, S. 24
21 Friedrich Weinreb: Leiblichkeit, S. 96
22 Meister Eckehart: in Weg der Meister Bd. 1, S. 210
23 Johannes Tauler: in Weg der Meister Bd. 2, S. 132

Literatur

Anthony Aveni: Rhythmen des Lebens. Klett-Cotta, Stuttgart 1991.
Martin Buber: Das dialogische Prinzip. Verlag Lambert Schneider, Heidelberg 1984.
Karlfried Graf Dürckheim: Hara. Die Erdmitte des Menschen. Otto Wilhelm Barth-Verlag, Bern/München/Wien 1986.
Michael Ende: Momo. K. Thienemanns Verlag, Stuttgart 1973.
Jean Gebser: Gesamtausgabe Bd. 3. Ursprung und Gegenwart, zweiter Teil. Novalis Verlag, Schaffhausen 1978.
Dore Jacobs: Die menschliche Bewegung. Alois Henn Verlag, Kastellaun 1977.
J. Krishnamurti: Leben! Fischer TB Verlag, Hamburg 1978.
Novalis: Die Lehrlinge zu Sais. Gedichte, Fragmente. Philip Reclam, Stutttgart 1979.

Hugo Rahner: Der spielende Mensch. Johannes Verlag, Einsiedeln 1983.

Rainer Maria Rilke: Briefe und Tagebücher aus der Frühzeit, 1899–1902. Leipzig 1931.

Johannes Ludwig Schmitt: Das Hohelied vom Atem. Freundeskreis Dr. L. Schmitt e. V., München 1966.

Johannes Ludwig Schmitt: Fülle des Atems. Freundeskreis Dr. L. Schmitt e. V., München 1973.

David Steindl-Rast: Die Achtsamkeit des Herzens – Ein Leben in Kontemplation. Goldmann Verlag, München 1988.

Friedrich Weinreb: Leiblichkeit. Unser Körper und seine Organe als Ausdruck des ewigen Menschen. Thauros Verlag, Weiler im Allgäu 1987.

Ken Wilber: Wege zum Selbst. Kösel Verlag, München 1984.

Der Weg der Meister, Bd. 1 und 2, Texte von Meister Eckehart. Hg. J. Tauler etc. E. Döll, Wien 1988.

Die drei Schicksalsgöttinnen –
die den Lebensfaden (Zeit) halten:
die junge, die ihn spinnt,
die mittlere, die ihn mißt,
die alte, die ihn zerschneidet.

Hilfe zur Selbsthilfe. Kleine Hilfen mit Atem und Stimme*

Gabriele Engert-Timmermann

1

Haben Sie zu Hause einen weichen Teppich, der Sie zum Hinlegen einlädt? Es genügt aber auch ein freier Platz auf dem Boden, wo Sie sich auf einer Decke niederlassen können. Stellen Sie sich zusätzlich einen (nicht zu hohen) Stuhl mit flacher Sitzfläche bereit. Sie sollten an diesem Ort ungestört sein, wenigstens für eine Viertelstunde, länger dauert dieser Angebotszirkel nicht. Auch das Bett ist geeignet, wenn Sie die eine oder andere Übung als Einschlafhilfe nützen wollen. Sie können sich von den Anforderungen des Alltags leichter lösen, wenn Sie Ihre Aufmerksamkeit dem Atmen zuwenden und gleiten sanft in Morpheus' Arme hinüber. Aber generell ist eigentlich die wache Entspannung gemeint und dafür empfiehlt sich eher das Lager auf dem Boden. Wann immer Sie Körper und Geist Erholung gönnen möchten, können Sie Angebote dieser Reise mit Atem und Stimme aufgreifen.

Zur Vorbereitung

Ziehen Sie die Schuhe aus und nehmen Sie ggf. die Brille ab. Legen Sie sich spontan so auf den Boden, wie Sie es gemütlich finden. Lassen Sie sich nun Zeit zum ausgiebigen Dehnen und Räkeln. Gähnen Sie nach Herzenslust. Spüren Sie dabei noch etwas, was Sie stört, z. B. enge Stellen bei Ihrer Kleidung...?

Wenn Sie satt sind vom Dehnen, Räkeln und Gähnen, legen Sie die Arme neben den Körper, die Beine sind ebenfalls lang ausgestreckt. Wandern Sie mit Ihrer Aufmerksamkeit durch die Rückseite Ihres Körpers! Welche Bereiche sind in sehr deutlichem Kontakt mit der Unterlage? An welchen Stellen spü-

* Die „kleinen Hilfen für Atem und Stimme“ erschienen zuerst in verschiedenen Jahrgängen der Halbjahreszeitung für Menschen in Gesundheitsberufen und für interessierte Patienten Musik und Gesundsein (MuG), Musik in Therapie, Medizin und Beratung, gegründet und herausgegeben von Prof. Hans-Helmut Decker-Voigt Ph.D. (Dr. phil.) M.A., Allenbostel-Lbg.Heide/Hamburg in Verbindung mit Prof. Dr. med. Ralph Spintge, Lüdenscheid/Hamburg und dem Förderkreis des Instituts für Musiktherapie der Hochschule für Musik und Theater Hamburg, Harvestehuder Weg 12, 20148 Hamburg Verlag: Eres Edition Horst Schubert, Postfach 1220, Hauptstrasse 35, 28865 Lilienthal/Bremen

ren Sie keine oder wenig Berührung mit dem Boden? Nehmen Sie das wahr, ohne verändern zu wollen – einfach das So-sein!
Nun lade ich Sie ein, sich Ihrer Vorderseite zuzuwenden, und die Hände dort auf den Leib zu legen, wo Sie sich besonders lebendig fühlen. Wie empfinden Sie diese Berührung? Die Hände lassen sich weiter zu anderen Stellen des Körpers rufen. Einzeln oder zusammen verweilen sie dort und spüren, fragen nach dem Inneren. Zum Abschluss streichen Sie sich mit den Händen über das Gesicht bis zum Haaransatz, über die Ohren, den Hals, und legen Sie dann die Arme wieder neben den Körper.

Sinken und Summen

Heben Sie jetzt eine Schulter leicht vom Boden ab und lassen Sie sie, begleitet von einem Summen oder Brummen, wieder zu Boden sinken. Machen Sie dies einige Male und wechseln Sie dann zur anderen Schulter. Sie merken schon, Sie kommen in ein deutliches Atemgeschehen hinein durch den tönenden Ausatem, der das Sinkenlassen begleitet. Erlauben Sie sich, immer noch ein Stückchen weiter in den Boden hineinzusinken – und noch etwas mehr beim nächsten Mal.
Dieses kleine Spiel „Heben und Sinkenlassen mit Atem und Stimme" können Sie durch den ganzen Körper fortsetzen: mal das eine Knie etwas heben und wieder an den Boden abgeben, dann das andere, Ellbogen, Hüfte, vielleicht auch mal nur einen Finger... Lassen Sie Ihrer Phantasie freien Lauf und lauschen Sie auf Anregungen, die Ihnen Ihr Körper selbst dazu „ins Ohr flüstert". Solange es lhnen Freude macht, fahren Sie so fort und beenden diese Sequenz , indem Sie noch einmal in Ihre Rückseite hineinspüren: Wie ist jetzt die Beziehung zum tragenden Untergrund? Hat sich etwas verändert? Wie liegen Sie jetzt da?

Streichen Sie mit den Händen warm und einladend über den Unterbauch. Die Außenseiten der kleinen Finger liegen schließlich in den Leistenbeugen, Sie können die Wärme und die innere Bewegung unter Ihren Händen spüren, Äußeres und Inneres kommen zusammen.

Die Atemschaukel

Nach dieser kleinen „Spürpause" ziehen Sie ganz langsam (Zeitlupe!) den linken Fuß auf der Unterlage zum Körper hin. Erst gleitet er auf der Ferse, nach und nach übergibt sich auch der Mittelfuß und die Zehen dem Boden, bis der Fuß „seinen" Platz findet, wo er sicher stehen bleiben kann. Geben Sie nun mit dem Fuß in den Boden einen weichen Druck, der sich nach und nach auf

Kreuzbein und Wirbelsäule, auf den unteren Rücken überträgt. Das Druckgeben geht (wie vorhin das Heben) bis zu einem Höhepunkt, der gleichzeitig die Umkehr bringt: die Anziehungskraft des Bodens lädt ein, zurückzugleiten. Wirbel für Wirbel lassen Sie das Gewicht Ihres Körpers wirken. Und wie stellt sich Ihr Atem auf diese Bewegung ein? Lassen Sie ihn dazukommen, bis sich Atem und Bewegung ganz verbinden und eines das andere trägt.

Diese Bewegung darf so oft sein wie Sie mögen. Vielleicht ist sie anfangs ganz klein, erst nach und nach größer, raumgreifender. Es ist wie bei einer Schaukel – es ist Ihre Schaukel! Haben Sie die eine Seite genügend ausgekostet? Dann lassen Sie den Fuß wieder langsam nach vorne gleiten; denken Sie an die Zeitlupenbewegung, die erlaubt, wahrzunehmen, dass sich zuerst die Zehen vom Boden lösen, bis das Bein schlussendlich wieder ganz flach auf dem Boden liegt. Nach einer kurzen Ruhepause – wie liegen Sie jetzt da? – wiederholen Sie alles mit dem anderen Bein. Wiederholen können Sie allerdings nur den Bewegungsablauf, ansonsten werden Sie sicher Unterschiede feststellen zur anderen Seite, allein schon darin, wie der Fuß sich aufstellt und seinen Platz findet – oder ihn nicht findet.

Nehmen Sie bei dem Druckgeben und Lösen des Drucks wieder die Stimme dazu: summend begleitet sie das Zurücksinken auf den Boden – oder ist es diesmal das Aufsteigen des Rückens? Was bewirkt diese Richtungsänderung des tönenden Ausatems? Mit der Zeit werden Sie immer deutlicher wahrnehmen können, wie der Atem den Rücken durchströmt, wenn Sie ihn lassen und sich ihm öffnen.

In Ihrem persönlichen Zeitmaß beenden Sie diese Erfahrung, indem Sie den Fuß nach vorn gleiten lassen, bis das Bein wieder liegt. Sie merken schon, es kommt darauf an, einerseits aktiv zu sein und gleichzeitig sich im Geschehenlassen mit dem Fluss des Atems zu verbinden, von der Quelle bis zur Mündung. Er ermöglicht sowohl die größte Anstrengung als auch das vollkommene Lösen und das Zur-Ruhe-kommen.

Aller guten Dinge sind drei: Ziehen Sie noch mal erst den einen Fuß, dann den anderen im bekannten Zeitlupentempo zum Körper hin, und nun können Sie sich wieder der langsamen, vom (tönenden) Atem begleiteten Bewegung überlassen, die wie eine Welle beginnt, umkehrt und wieder abebbt. Als sehr aktivierende Variante können Sie auch mal das Kreuzbein leicht durch kurze, federnde Druckimpulse der Füße auf den Boden klopfen. Lassen Sie sich atmen dabei! Dann gleiten die Füße wieder langsam nach vorn und die Beine übergeben sich dem Boden. Ruhen Sie nach.

Stufenlagerung mit „m“

Zum Schluss kommt noch der Stuhl zum Einsatz: Legen Sie die Unterschenkel auf den Sitz des Stuhls, Ihr Rücken ist weich an den Boden geschmiegt, die Hände suchen sich wieder einen Platz auf dem Körper. Schließen Sie die Augen! Summen Sie nun auf „m“ und lassen Sie diese Vibration sich ausbreiten durch Ihren Körper, unter Ihre Hände, durch den Rücken zum Boden hin, durch Ihr ganzes Sein.
Wie lang kann diese Hingabe an den Moment dauern? Kommen Sie dann mit Dehnen und Gähnen, mit Ausstreichen des Körpers, mit Bewegung zurück, lassen Sie sich Zeit, den Raum um Sie herum wahrzunehmen, bevor Sie sich wieder in den Alltag hineinbegeben.
Zum Schluss noch etwas zum Gähnen: gewöhnlich hält man es für ein Zeichen von Langeweile und versucht es höflich hinter vorgehaltener Hand zu verstecken. Nehmen Sie es als ein willkommenes Zeichen der Tiefenentspannung und kosten Sie es aus! Es kann gar nicht genug davon geben. Sie werden erfrischt und bereit zu neuen Taten daraus hervorgehen.

2

Nach den ersten Angeboten für Atem und Stimme, die Sie im Liegen ausführen konnten, lade ich Sie jetzt ein, zu stehen.

Der bewegte Stand

Suchen Sie sich einen ruhigen, angenehmen Ort, an dem Sie ungestört sind und Platz haben, mindestens eine Armlänge um Sie herum. Wenn möglich, ziehen Sie die Schuhe aus! Wie fühlt sich der Boden unter Ihren Füßen an? Schließen Sie die Augen und nehmen Sie wahr, wie Sie dastehen. Können Sie Ihre Gestalt von innen her anschauen? Korrigieren Sie Ihren momentanen Zustand nicht, aber seien Sie offen dafür, dass sich Veränderungen und „Lösungen“ einstellen werden.
Spüren Sie eine leichte Bewegung des Körpers , von den Füßen ausgehend, als ob ein zarter Wind sie anwehen würde? Es ist fast so, als ob Sie ein Grashalm wären, der fest verwurzelt ist in der Erde ist, jedoch elastisch jedem Luft-

hauch nachgibt. Lassen Sie sich von diesem bewegten Geschehen ganz mitnehmen. Sacht verlagert sich das Gewicht des Körpers über den Fußsohlen, wandert von den seitlichen Rändern zur Ferse, ruht auf den Mitten der Füße, gleitet weiter zu den Fußspitzen, ganz ohne Anstrengung und ohne eigenes Wollen. Merken Sie den Impuls der Arme, die Balance wiederherzustellen, wann immer das Gleichgewicht gefährdet ist?
Lassen Sie jetzt den Ausatem mit einem gehauchten „hu", das wie das Wehen des Windes klingt, durch den Mund ausströmen. Beim Einatmen können sich Ihre Arme und somit auch die Achselhöhlen leicht öffnen, auf den Ausatem legen sie wieder das „hu". Atem und Bewegung fließen ineinander, verbinden sich, werden eins. Ist es der Atem, der unser Bewegtsein verursacht?

Wie lange sollte man sich solch einem Erfahrungsangebot widmen? –
Es braucht etwas Zeit, um vom Alltäglichen ins Besondere dieser Art Wahrnehmung überzuwechseln. Danach, wenn Sie „drin" sind, gehen Sie nach Ihrem momentanen Gefühl und Ihrem persönlichen Maß. „Noch etwas länger" oder „jetzt ist es gut", wer könnte das besser entscheiden als Sie selber?

Münden Sie auf Ihre Art in die Ruhe ein. Nehmen Sie sich Zeit zum Nachspüren: Wie stehe ich jetzt? Wie fühle ich mich?

Das Schwingen

Nun möchte ich Sie einladen, zu schwingen: Sie stehen und lassen Ihre Arme um den Körper kreisen, von links nach rechts und fließend wieder zurück, ohne Unterbrechung.
Sie können dabei die Augen offen haben und mit weichem Blick über die Umgebung streifen. Wenn Sie in einem Raum mit Fenstern schwingen, stellt sich das Auge von nah auf fern immer wieder um – das ist gleichzeitig eine sehr gute Augenübung!
Oder aber Sie schließen die Augen und geben sich ganz dem Schwingen hin, mit dem Bild, dass alle alltäglichen und besonderen Lasten, die auf Ihren Schultern liegen, über die Arme und Hände abfließen können. Lassen Sie sich seufzen dabei oder gähnen, summen oder stöhnen: der Ausatem trägt jegliche Lautäußerung. Die Arme kreisen um Ihre Mitte, mal mit mehr, mal mit weniger Schwung.
Zwischendrin aufzuhören und in Ruhe stehenzubleiben, ist eine lohnende Möglichkeit, die Wirkung des Schwingens wahrzunehmen.
Beginnen Sie nach dieser kurzen Pause noch einmal; es werden sich, nun, da es schon vertrauter ist, neue Dimensionen des Schwingens zeigen. Bleiben Sie neugierig!

Auch das nächste Angebot erschließt sich umso mehr, je länger Sie sich ihm widmen. Es ist

Das Wippen

Es entsteht durch lockeres Nachgeben in den Knien und anschließendes Abfedern über Ihre fest mit dem Boden verbunden bleibenden Fußsohlen. Am Anfang ist es leichter, schnelle Bewegungen auszuführen, bis sich der Ablauf verselbständigt und Sie nur noch durch zarteres oder schnelleres Federn die Intensität und Wirkung der Bewegung verändern brauchen. Von unten, von den Füßen aus, werden Sie auf diese Weise ganz durchvibriert.
Sie werden wahrnehmen, wie Sie sich mehr und mehr in die Schwingung hineinlösen können.
Da darf sich auch der Bauch entspannen, die Zunge, die Kiefer. Der Kopf bleibt aufgerichtet und die Wirbelsäule wird vom Steißbein bis zum Hinterhauptsloch in das Wippen einbezogen.
„Ich darf mich erlösen lassen von allen Spannungen“. Lädt das nicht erleichtertes Aufatmen ein?
Für alle, die gerne mit der Stimme experimentieren, ist jetzt Gelegenheit: summen Sie in verschiedenen Tonhöhen, probieren Sie Glissandi, brummen und singen Sie, was Sie erfreut. Der Einatem danach ist wichtig, ganz von selbst strömt er wie ein Geschenk der Töne ein und nimmt sich Zeit und Raum. Entscheiden Sie selbst, ob Sie ein paar Atemzüge „Ruhe“ haben wollen oder gleich weitertönen möchten.
Wieder können Sie das Geschehen unterbrechen, unbewegt bleiben für einige Momente und dann die Bewegung wieder aufgreifen – es zeigt sich bei jedem Neubeginn, dass sich etwas verändert hat. Wippen und federn Sie weiter nach Herzenslust – und beenden Sie es nach Ihrem Zeitmaß.

Das Nachspüren

Sie stehen ruhig, äußerlich unbewegt, nach dem letzten Angebot, das gerade zuende gegangen ist. Heben Sie die Hände vor Ihrem Körper in einiger Entfernung in die Luft, die Handflächen sind zu Ihnen gerichtet. Spüren Sie nun die Nachschwingung auf, ein Strömen und Fließen könnte es sein oder ein Gefühl von Dichte, dem Sie mit den Händen folgen und das Sie mal stärker, mal schwächer von den Beinen bis zum Kopf wahrnehmen können, wenn Sie sich darauf einstellen und sich etwas Zeit dafür geben. Lassen Sie die Hände auf diese Weise in Ihrem Körperfeld wandern, verweilen Sie, fragen Sie nach Ihren momentanen Empfindungen.

Abschließend legen sich die Hände dorthin auf Ihren Körper, wo Sie sich gerade am lebendigsten spüren. Nehmen Sie Kontakt auf mit dem Atem, mit der Wärme Ihres Körpers. Sie sind verbunden mit den wesentlichen Kräften Ihres Seins.

3

Die folgenden Atem- und Stimmangebote können im Sitzen ausgeführt werden. Viele Stunden unseres Lebens verbringen wir sitzend, so dass wir uns so ganz nebenbei im Alltag an den einen oder anderen der folgenden Vorschläge erinnern können.
Suchen Sie sich einen Stuhl mit möglichst ebener Sitzfläche und mit Lehne, und nehmen Sie Platz! Sitzen Sie bequem, warm, ruhig und möglichst ungestört? Dann fällt der Anfang leicht:

Das Aufwecken der Nase

Dafür machen wir uns mit unseren Händen und Fingern bereit, die Form und Art unserer Nase zu erforschen. Sie ist das Tor für die Luft, die kühl einströmt und uns innerlich weitet und erfrischt. Gewärmt und verwandelt verläßt uns der Atem wieder durch die Nase und trägt etwas von unserem Inneren nach draußen mit.
Wir nehmen über die Nase auch Gerüche und Düfte auf. Ich lade Sie nun ein, mit zartem Schnuppern die um Sie herum vorhandenen Duftnoten zu erkunden – der Ausatem kann mit einem stimmlosen „ha“ durch den Mund wieder ausströmen. Machen Sie dieses Schnuppern ein paar Mal und legen Sie dabei eine Hand auf die Körpermitte. Spüren Sie Bewegung unter Ihrer Hand? Es ist das Zwerchfell, das lebendig wird und zu schwingen beginnt. Die alten Griechen vermuteten hier den Sitz der Seele. Wer hätte noch nie erlebt, dass Lachen, aber auch Weinen diesen Bereich stark erschüttern können?
Zupfen Sie nun mit den Fingern zart an den Nasenflügeln. Wir können die Nase durch vorsichtiges Hineingreifen innerlich weiten – das vielgeschmähte Nasenbohren ist eigentlich eine wunderbare Möglichkeit, die Atemwege der Nase zu weiten und zu befreien.

Zu guter Letzt genießen sie einfach die einströmende Luft! Spüren Sie ihr nach, wie sie die Körperwände von innen berührt und weitet, wie sie wieder ausströmt und der Atempause Raum gibt.

Das Durchtönen der Leibwände

Bleiben Sie in der Achtsamkeit für Ihren Atem und lassen Sie eine Hand zum Brustraum wandern. Wohin es sie ruft, da läßt sie sich nieder. Nehmen Sie wahr, wie die Atemwelle unter Ihrer Hand ankommt, und nun schicken Sie den ausströmenden Atem mit einem feinen Summen zu Ihrer Hand zurück. Bleiben Sie ein paar Atemzüge auf diese Weise intensiv unter Ihrer Hand gesammelt, dann lassen Sie sie weiterwandern – auch mal zu den Flanken, zum Rücken (dort ist es angenehmer, den Handrücken aufzulegen, er wird dadurch sensibel und spürsam) und auch zu Stellen, wo die Atembewegung nicht hinkommt. Ihr Summton folgt überallhin nach. Möchte die andere Hand dazukommen? Bleiben Sie bei diesem Angebot, bis Sie satt sind. Danach lassen Sie die Hände im Schoß ruhen. Was empfinden Sie? Geben Sie dieser Empfindung nach.

Das Kreisen um die Mitte

Für dieses Angebot ist es gut, auf dem Stuhl möglichst weit vorn zu sitzen. Die Füße stehen flächig auf dem Boden und geben von unten her Halt. Das Gesäß ruht auf dem Sitz, der Rücken ist gerade aufgerichtet, die Hände liegen auf den Oberschenkeln.

Verlagern Sie nun Ihr Gewicht auf eine Gesäßhälfte und spüren Sie dort hinein. Können Sie in dem weichen Bereich etwas Knöchernes, den Sitzbeinhöcker spüren? Versuchen Sie, seine Länge und Breite, seine Höhe und die Bereiche um ihn herum zu erforschen, indem Sie ihn umspielen, über ihn hinweggleiten, nach vorn, nach hinten. Haben Sie ein deutliches Bild von ihm? Dann wandern Sie zur anderen Seite hinüber, zum anderen Sitzbeinhöcker, den Sie ebenfalls mit leichten Gewichtsverlagerungen erforschen.

Jetzt geht der Weg wieder zurück zur anderen Seite, durch die Mitte, langsam, wie in Zeitlupe. Lassen Sie sich mitnehmen von der Bewegung in der Tiefe. Sie entsteht durch das Bild, dass die beiden Sitzbeinhöcker in Beziehung zueinander kommen. Schon bald wird sich zeigen, dass jedesmal wieder ein etwas anderer Weg von einer Seite zur anderen entsteht, mal mehr durch den Vordergrund, dann wieder mehr durch den Hintergrund. Natürlich gibt es auch Stockungen und Brüche auf dem Weg, akzeptieren Sie diese Abweichungen als neue Impulse.

Nehmen Sie jetzt die Nase mit dazu. Der einströmende Atem begleitet die Bewegung, der ausströmende verbindet sich ebenfalls mit ihr, so dass allmählich Atem und Bewegung eins werden. Überlassen Sie sich vertrauensvoll dem Kreisen um die Mitte, möglichst ohne einzugreifen oder zu führen. Es ist tatsächlich wie eine Wanderung, immer neue Stellen werden berührt, neue Eindrücke und Ausblicke ergeben sich – hinunter zu den Füßen, hinauf durch den Rücken zum Kopf, durch den Atem ins Innerste hinein. Dorthin, in die Mitte, lassen Sie die Bewegung zum Schluß hineinmünden, wenn Sie spüren, dass Sie Ruhe brauchen. Vielleicht gelingt das von selbst, vielleicht ist das Bild hilfreich, sich auf einer Spirale zur Mitte hinzubewegen. Dort kann die äußere Bewegung zur Ruhe kommen, auch wenn sie sich innerlich möglicherweise noch weiter fortsetzt. Lauschen Sie der Nachwirkung und legen Sie dafür beide Hände auf den Unterbauch.

„O“ tönen

Zum Schluß möchte ich Sie einladen, sich einem Vokal, dem „O“ zuzuwenden. Setzen Sie sich wieder ganz bequem hin.
Stellen Sie sich vor, wie es vor Ihrem inneren Auge und Ohr entsteht, Ihr „O“, und nehmen Sie es mit dem Einatem auf. Atmen Sie „O“ ein und auch aus, zuerst nur im Stillen. Nach einiger Zeit, wenn Sie spüren, dass der Vokal in Ihnen Platz genommen hat, lassen Sie allmählich den „O“-Ausatem zu Klang werden. Es entsteht ein Vokalraum in Ihnen, den Sie durch das Tönen weiter ausbauen und deutlicher wahrnehmen können.
Ich lasse Sie jetzt ganz frei damit umgehen, geben Sie sich selber auch frei, auch Ihre Arme und Hände, die den Klang vielleicht begleiten möchten. Es ist Ihr „O“, so, wie es im Moment sein will, und Sie stellen sich ihm zur Verfügung.
Wenn es ausklingt, legen sich Ihre Hände nochmals auf den Körper. Berührung zu erleben, von innen und von außen, läßt Mitte wachsen.

4

Als ich diesen Beitrag konzipierte, lag ich auf der Wiese unter einem alten Nußbaum. Es war ein warmer Sommernachmittag, ringsum Natur, und ich war ganz Ohr, eingefangen vom Zirpen der Grillen, die um mich herum in ihrem typischen Seins-Rhythmus tönten. Ich begann mit ähnlichen Klängen zu experimentieren, bis ich entdeckte, dass der Konsonant „s" ihrem Sound sehr ähnelte – und plötzlich waren wir eins, die Grillen und ich, einig auch darin, dass sie im Zirpen die Meister waren. So hörte ich auf und hörte nur noch zu.
Und dies ist auch meine erste Einladung an Sie:

Das Hören

Legen Sie einen Zeitraum fest (vielleicht können Sie sich einen Wecker stellen, z. B. auf 2 Minuten), schließen Sie die Augen und geben Sie sich ausschließlich dem Hören hin. Was nehmen Sie in nächster Umgebung wahr, was dringt als erstes an Ihr Ohr, was tönt weiter weg? Alles ist gleichermaßen wert, gehört zu werden – und doch werden zwei Menschen am gleichen Ort zur gleichen Zeit nicht identisch hören, da sie sich durch ihre jeweils individuelle Art, zu sein, ihren eigenen Klang der Welt komponieren.
Diese Übung des Hörens stammt ursprünglich von der Komponistin Pauline Oliveros, sie erinnert mich aber auch an John Cage, der, statt Musik aus der Konserve zu hören, die Fenster seiner New Yorker Wohnung öffnete, um den Klang der Stadt hereinzulassen. Soundscapes – Klanglandschaften.

Klangspiele

Nun geht es ums Selbertun! Als erstes lassen Sie doch mal die Lippen flattern: Dieses Geräusch kennen Sie vom Autospielen kleiner Kinder. Manchmal geben die auch einen Ton dazu, um das Brummen des Motors oder die Hupe nachzuahmen. Probieren Sie es aus! Sie werden erleben, dass es um Mund und Nase herum ganz lebendig wird. Außerdem kommt die Stimme auf zwanglose Art „in Schwung". Sicher tut es nach einiger Zeit gut, mit beiden Händen den unteren Gesichtsbereich auszustreichen, ev. sogar zart auszuklopfen, bevor Sie eine Pause machen.

Das „p"

Jetzt möchte ich Sie weiterführen zu dem Konsonanten „p". Versuchen Sie es mit ihm zu Beginn ohne Ton. Stellen Sie sich dabei vor, Sie spucken Kirschkerne vor sich auf einen Haufen. Auch einen „p"-Hagel können Sie erzeugen, wenn Sie auf einen Ausatem viele kleine „p"s legen. Spüren Sie die körperliche Erschütterung, die durch diesen Mitlaut ausgelöst wird? Legen Sie Ihre Hände dorthin, wo Sie die innere Bewegung am lebendigsten spüren; und lassen Sie jetzt die Stimme mitschwingen bei jedem „p". Woran erinnert Sie dieser Klang?
Das Allerwichtigste aber ist der nun folgende Einatem. Schenken Sie ihm Beachtung, Zeit und Raum! Die Konsonanten haben eine starke Wirkung, die sich erst im Nachhinein so ganz entfalten kann, während einiger Atemzüge ohne Aktivität oder in der Phase des Nachruhens ganz am Ende des Tuns.

Der Vokal „A"

Wenden wir uns nun wieder einem Vokal zu. Diesmal lade ich Sie zum „A" ein. Es geht in erster Linie um die Erfahrung: wie wirkt das „A" in mir, welche Stimmung erzeugt es, welchen Resonanzraum hat es? Dafür nehmen Sie das „A" erst einmal mit dem Einatem in sich auf. Der Ausatem strömt von selbst aus, mündet in die Atempause, bis von neuem der Einatem kommt, bei dem Sie sich wiederum das „A" vorstellen. So bildet und stabilisiert sich in Ihnen allmählich sein Schwingungsraum.
Haben Sie auf diese Weise das „A" intensiv erfahren, dann machen Sie eine kleine Pause. Womöglich taucht Gähnen auf, begrüßen Sie es und kosten Sie es aus. Vielleicht mag sich eine Hand wieder auf Ihren Körper legen, dorthin, wo das „A" besonders deutlich nachwirkt? Pause machen heißt auch: ganz vergessen, was vorher war, nur dessen Wirkung ist wahrnehmbar, und wie sie sich ausbreitet.
Nach der Pause beginnen Sie damit, das „A" sowohl beim Ein-, als auch beim Ausatmen innerlich mitfließen lassen. Die Konzentration des Schwingungszustands wird nun immer stärker, alles vollzieht sich aber noch im Stillen, bis Sie spüren, dass genügend „A"-Raum in Ihnen entstanden ist und der Vokal klingen und tönen möchte. Der Ton, der natürlicherweise entsteht, wenn Luft durch den Widerstand Ihrer Stimmbänder fließt und der Mund sich dabei öffnet, ist genau der richtige für Ihr erstes „A", und von Ausatem zu Ausatem kann er sich nun verändern oder gleich bleiben, stärker oder zarter werden, ganz wie es Ihnen gerade entspricht. Bleiben Sie dabei, solange es Ihnen guttut. Wollen Ihre Arme und Hände den Klang begleiten und ihren tönenden Atem in die Luft malen? Lassen Sie sich frei, spielen Sie mit dem „A" und seinen Möglichkeiten!

„sch"

Als nächstes möchte ich Ihnen das „sch" vorstellen. Von diesem Laut sagt die Überlieferung, dass er eine umfassende Aktivierung und Gesundung bewirken kann. Eine Atemtherapeutin soll nur auf die Weise mit ihren Patienten gearbeitet haben. Bei „kleinen Hilfen mit Atem und Stimme" darf daher das „sch" nicht fehlen, zumal es sich wunderbar zum Experimentieren eignet. So lade ich Sie also ein, sich bequem hinzusetzen und auf „sch" auszuatmen.
Da führt es uns einerseits in beruhigende, besänftigende Qualitäten, dann wieder in Klangassoziationen, die mit Aufschrecken, Verjagen, Einschüchtern zu tun haben, auch die Eisenbahnimitation taucht vielleicht auf (das Zwerchfell freut sich!) oder die Weite des Meeres mit der heranrollenden Brandung. Ich finde, die energetisierende Wirkung des „sch" lässt sich am treffendsten mit diesem Bild aufzeigen. Auch das Meer atmet, und nach der auf „sch" heranrollenden Brandung folgt mit dem ins Meer zurückströmenden Wasser der nächste, große Einatem, den wir auch in uns zulassen können. Und wie die Gischt des Meeres Hindernisse umspült, auflöst und mitnimmt, so können Sie mit dem „sch" auch gezielt Bereiche Ihres Körpers erreichen, diese beleben und durchschwingen, ja sogar in Schmerz eindringen, ihn umströmen und vielleicht sogar auflösen. Der Atem kann so viel bewirken! Erinnern Sie sich noch an Kinderzeiten, als Schmerz nur durch Pusten und „heile heile Segen" besänftigt wurde? Mit dem Atem bewusst umzugehen, bedeutet auch, sich an heilsame Kräfte anzuschließen, die einem selbst und anderen zugute kommen.

„s"

Wenn wir das „sch" in Richtung „s" verlassen, geraten wir in eine ganz andere Schwingungsqualität. Bleiben Sie doch eine Zeitlang darin (so wie ich mit den Grillen), und wechseln Sie dann nochmals zum „sch" und so einige Male hin und her. Ganz nach Wohlbefinden bleiben Sie länger da oder dort. Genießen Sie das Einatmen! Es kommt wie ein Geschenk des vorausgegangenen, tönenden Ausatems, wie von selbst.

„ch"

Zum Schluß nehmen wir uns den letzten Teil des „sch", das „ch" vor. Es ist ungewöhnlich, es so allein und unverbunden im Mundraum zu bilden und hörbar zu machen. Gehen Sie ganz sanft und weich damit um! Ist es Ihnen angenehmer, es ganz weit hinten im Hals zu bilden oder weiter vorn im Mund? Auf alle Fälle wird Ihr Ausatem dicht und deutlich durch den Widerstand des enggestellten Rachens oder Mundraums. Menschen, die unter Schwierigkeiten beim Ausatmen leiden (Asthma), können vom „ch" sehr profitieren.

5

Wie können Sie mit einer Partnerin oder einem Partner wohltuende Atem-, Körper- und Stimmerfahrungen machen? Es gibt ja Bereiche unseres Körpers, die wir selber nicht oder nur sehr unvollständig mit den Händen erreichen können, die aber besonderen Belastungen ausgesetzt sind: der Rücken, die Schultern und der Nacken. Um hier wirklich Befreiung von Alltagsspannungen zu finden, brauchen wir einen anderen Menschen, der uns durch seine Berührung unser So-Sein bewußt macht, und der mit Achtsamkeit und lauschender Zuwendung lösend, ja erlösend auf uns einwirkt.

Tun Sie sich also mit jemandem zusammen, dem Sie etwas Gutes tun mögen und mit dem Sie sich Nähe vorstellen können. Einer von Ihnen sitzt auf einem Stuhl ohne Lehne, der oder die Andere (der Einfachheit halber wähle ich jetzt immer die weibliche Form, bitte ändern Sie es für sich ab!) steht dahinter. Legen Sie gemeinsam eine gewisse Zeitspanne für die Behandlung fest, 5 oder 10 Minuten, und sorgen Sie dafür, dass Sie nicht gestört werden können.

Atmende Schultern

Legen Sie nun Ihre Hände auf die Schultern der vor Ihnen Sitzenden. Der Moment der Berührung eröffnet ein Beziehungsgeschehen, dessen Qualität von Ihrer aufmerksamen Hinwendung zum Gegenüber abhängt. So ist zunächst nichts weiter gefordert, als mit den Händen Kontakt aufzunehmen und sich zu fragen: Was spüre ich unter meinen Händen? Nehme ich Atembewegung wahr? Spannung? Verspanne ich mich selber in den Schultern bei der Berührung?
Es ist wichtig, dass Sie als Behandlerin gelassen dastehen, mit deutlichem Kontakt der Füße zum Boden, möglichst durchlässig in den Knien. Es ist auch hilfreich, sich immer wieder Kiefer und Zunge bewußt zu machen und dafür den Mund leicht zu öffnen.
Mit Ruhepausen, um deutlich Kontakt aufzunehmen, lassen Sie Ihre Hände nun die Schultern entlang wandern. Wenn sie beidseits des Nackens liegen, können Sie mit Ihren Daumen den Nacken und die Halswirbelsäule ausstreichen.

Es geht jetzt um das atmende Bewegen der Schultern – und da die Schultern verbunden sind mit dem ganzen Körper, wird sich diese Bewegung bis zum Becken hin fortsetzen. Wenn Sie den Atem Ihrer Partnerin deutlich unter

Ihren Händen spüren, dann beginnen Sie, deren Schultern sanft in diesem Rhythmus zu bewegen. So wird ihre linke Hand zum Beispiel, dem Einatem folgend, die linke Schulter leicht nach vorn drücken und im Ausatem wieder mit ihr zurückschwingen. Beim nächsten Atemzug kann die rechte Hand die rechte Schulter bewegen. Die Bewegungen werden raumgreifender oder kleiner sein, je nachdem, ob der Atem lang oder kurz ist. Sie behandeln jedenfalls immer im Einklang mit dem Atem ihrer Partnerin. Die Atempause bestimmt, wie lange Ihre Hände ruhen. Auf diese Weise kommen Sie in ein gemeinsames Fließen, das die Schultern von außen und innen löst.

Möglicherweise wird sich Ihr eigener Atem synchronisieren mit dem Ihres Gegenübers. Dies ist jedoch nicht notwendig für eine gelingende Behandlung. Nehmen Sie es wahr, aber lassen Sie ihn dann wieder frei fließen. Es ist für Sie leichter, bei sich zu bleiben, wenn Sie ganz in Ihrem eigenen Atemrhythmus sind.

Sie beenden dieses Angebot, indem Sie Ihre Hände wie zu Beginn ruhig auf den Schultern liegen lassen. Hat sich etwas verändert im Vergleich zu vorher?

Lösen Sie sich und kehren Sie zu sich zurück. Wie fühlen Sie sich? Hat es Sie angestrengt? In der Partnerarbeit ist die Gleichzeitigkeit des Kontakts mit sich und dem Anderen nicht einfach, meist will und macht man zu viel und ist später ganz erstaunt über die Rückmeldung, dass das zugewandte Anwesendsein an sich schon so wohltuend war.

Jetzt bietet sich an, die Positionen zu wechseln. Tauschen Sie sich ganz zum Schluß über das Erlebte aus.

Rückenklopfen

Ihre Partnerin steht, Sie selber auch. Wieder legen Sie zur ersten Kontaktaufnahme Ihre Hände auf die Schultern des Gegenübers. Lassen Sie sich beiden Zeit dafür! Und nun beginnen Sie, mit den flachen Händen, den Handkanten oder auch mal nur den Fingerspitzen, den oberen Rücken auszuklopfen. Wie beim Trommeln folgt eine Hand auf die andere. Schneller oder langsamer, fester oder leichter, je nachdem, was Sie unter Ihren Händen spüren und wie es Sie freut, bearbeiten Sie die Schulterblätter, die Muskulatur entlang der Wirbelsäule, den Nacken und die Schultern. Fast von selbst wird die so Behandelte anfangen, Töne von sich zu geben, – natürlich nicht, weil es ihr weh tut, dazu sind Sie viel zu achtsam – sondern weil das an ein Spiel aus Kindertagen erinnert. Lange Summtöne oder auch Vokale, rhythmisiert durch Ihr Trommeln, lassen Vibration und Resonanz hörbar und von innen wirksam werden.

Sind Ihre Arme müde, legen Sie die Hände wieder auf die Schultern der Partnerin und lassen auf diese Weise das lebhafte Geschehen ruhig ausschwingen. Es ist wichtig, dem Nachher, dem Ausklingen und Nachwirken viel Zeit zu lassen. Damit geben Sie den körperlich-seelischen Antworten auf das Erlebte, den Empfindungen, Raum und Daseinsberechtigung.
Natürlich wechseln Sie dann wieder die Plätze, damit auch Sie in den Genuß dieser Behandlung kommen. Vergessen Sie nicht, dabei zu tönen!

In den Rücken singen

Sie sitzen hinter Ihrer Partnerin. Formen Sie die Hände zu einem Trichter um den Mund und legen Sie ihn auf den Rücken vor Ihnen auf. Nun singen Sie einen langen Ton, in beliebiger Stärke und Tonhöhe. Während sie einatmen, wechseln Ihre Hände den Platz. Wieder tönen Sie, intuitiv in Resonanz gehend, für Ihr Gegenüber. Suchen Sie sich immer wieder neue Stellen, die Sie besingen, auch im mittleren, eventuell sogar im unteren Rücken, wenn es Ihnen möglich ist. Nach einiger Zeit beenden Sie diese Phase.
Jetzt legen Sie Ihrer Partnerin immer abwechselnd eine Ihrer Hände auf den Rücken. Sie wird nun aktiv und schickt zu Ihrer Hand den tönenden Ausatem hin, als Summen oder Singen. Wohin auch immer Sie ihre Hand legen, dorthin wird der Atem eingeladen. Können Sie die Vibration der Stimme spüren? Bleiben Sie in aller Ruhe in Kontakt, solange es Ihnen beiden gut tut.
Bevor Sie die Plätze wechseln, gönnen Sie sich diesmal eine längere Pause.

Rücken an Rücken

Sie sitzen beide, entweder am Boden oder jeweils auf einem Stuhl ohne Lehne. Ihre Gesichter sind voneinander abgewandt, dafür berühren sich die Rücken so vollständig wie möglich. Ein Zwiegespräch beginnt. Sie begegnen dem anderen Menschen, Sie nehmen seinen Atem wahr, er den Ihren. Verspüren Sie das Bedürfnis, sich anzulehnen, anzuschmiegen? Brauchen Sie mehr Distanz? Ist es wohliges Aneinander und Miteinander oder ist es Ihnen zu nah? Was gilt es zu verändern oder anzunehmen? Nach einiger Zeit des Vertrautwerdens fangen Sie beide an zu summen.
Erfahrungsgemäß ist es nicht so leicht, sich nach dem Ausklingen dieses intensiven Zusammenseins wieder zu trennen. Warten Sie, bis es ganz organisch entsteht und lassen Sie sich viel, viel Zeit dazu.

6

Kennen Sie das Gefühl, mit sehr unterschiedlichen Körperhälften und zwei verschieden hohen Schultern durch die Welt zu laufen?
Mit den folgenden Angeboten finden Sie möglicherweise zu mehr Ausgeglichenheit in sich selbst zurück.

Behandlung der Beine

Schenken Sie Ihren Beinen die Wohltat Ihrer Berührung! Am Bequemsten im Sitzen lassen Sie Ihre Hände zu den Beinen wandern, dorthin, wo es sie hinruft. Und die Hände antworten. Sie finden Stellen, die ausgestrichen oder massiert oder einfach nur gewärmt und gehalten werden wollen. Sie wandern zu den Knien, den so wichtigen, daher oft angespannten und schmerzenden Gelenken und finden heraus, wie die Zuwendung sein muß, damit Sie selber – denn *Sie sind* ja Ihre Knie! – sich hier lösen können. Auch die Füße gehören dazu. Ich lebe in Bayern, und hier sagt man „die Fiaß“ (Füße) und meint damit die ganzen Beine. Eine kleine, individuelle Massage für jeden Fuß, und schon sind sie belebt und bereit, Sie durch den Tag zu tragen, zunächst aber durch das folgende Angebot.

Vielleicht erinnern Sie sich noch an das

Schwingen

Sie stehen, die Füße etwa hüftbreit auseinander, die Knie sind nachgiebig, und Sie lassen nun die Arme um Ihren Körper herum frei schwingen. Die Bewegung nimmt die Schultern mit, setzt sich durch den ganzen Körper hindurch fort, bis zu den Fußgelenken.
Auf diese Weise stimmen Sie sich ein auf das nun folgende

Rückenatmen

Nachdem das Schwingen abgeklungen ist, nehmen Sie wahr, wie Sie im Moment dastehen. Spüren Sie die Verwurzelung der Füße mit der Erde, die Elastizität der Knie, Becken – und Schultergürtel in ihrer Bezogenheit aufeinander, den Nacken und den Kopf, der über allem thront?
Lassen Sie nun den Kopf sinken, nach vorn, Richtung Brustbein. Ab jetzt wirkt nur noch das Gewicht Ihres Kopfes. Es zieht ihn Richtung Erde und

lässt in einer langsam sich fortsetzenden Bewegung Wirbel für Wirbel, Rückenpartie für Rückenpartie folgen. Jetzt heißt es nachgeben, und dabei hilft der Atem: ausatmend können Sie Spannungen loslassen. Der Einatem fließt dorthin, wo äußerlich Dehnung geschieht und weitet von innen diesen Bereich des Rückens.

Sicherlich wird es Stockungen geben auf dem Weg nach unten. Lassen Sie sich weiteratmen, lösen Sie bewusst Ihre Kiefergelenke, die Zunge und die Knie, und warten Sie geduldig, bis es von selbst weitergeht. Sie können auch die bereits hängenden Arme in eine leichte Pendelbewegung versetzen, bis der Weg nach unten wieder frei ist. Sollten Schmerzen auftauchen, nehmen Sie sie mit hinein in den Atem, bis sie sich auflösen.

So atmen Sie sich durch Ihre Wirbelsäule und Ihren Rücken hindurch, bis die Hände den Boden erreichen. Sie werden genau spüren, wann für Sie das Ende dieser „Reise kopfüber“ erreicht ist. Bleiben Sie dort eine Weile, geben Sie sich soweit möglich an den Boden ab. Können Sie wahrnehmen, wie kraftvoll Ihr Atem in den Rücken fließt, in Bereiche, die Ihnen vielleicht noch nie so bewusst als Atemräume spürbar geworden sind? Genießen Sie es!

Und schließlich lassen Sie sich von einem besonders kräftigen Ausatem, der durch den Mund ausströmen kann, in einem Schwung wieder zurücktragen in den aufrechten Stand. Die gesamte Statik Ihres Körpers ordnet sich jetzt neu; wenn Ihnen etwas schwindelig ist, öffnen Sie die Augen, das hilft bei der Neuorientierung im Raum.

Was hat sich getan? Lassen Sie sich Zeit, dies wahrzunehmen.

Und wenn Sie dazu bereit sind, machen Sie sich ein zweites Mal auf den Weg nach unten, Ihr Kopf wird von seinem eigenen Gewicht Richtung Erde gezogen und Sie geben dem Zug nach. „Den Kopf hängen lassen“ bekommt auf einmal eine andere Bedeutung: es kann sehr erleichternd sein, ihn nicht immer oben behalten zu müssen, sondern ihn abgeben zu können. In diesem Sinne ist es nicht nur ein körperlicher Prozeß, den Sie auf dem Weg nach unten durchmachen, und die Widerstände, die die Bewegung hemmen, sind wichtige Hinweise dafür, wirklich innezuhalten, nichts erzwingen zu wollen. Vertrauen Sie sich der Kraft des Atems an, die gleichzeitig auflösend und neustrukturierend wirkt! Spüren Sie nach dem nächsten Aufrichten, das wieder mit Hilfe eines Ausatems geschieht, der Wirkung Ihres Tuns, eigentlich Ihres Nicht-Tuns nach!

Noch ein drittes Mal möchte ich Sie auf diesen Weg einladen: Das Ziel ist, nachzugeben, sich atmend zu öffnen. Möglicherweise können Sie diesmal noch mehr Einzelheiten Ihres Rückens und Ihrer Wirbelsäule wahrnehmen, auch, dass Sie aufgrund Ihrer zunehmenden Weichheit und Nachgiebigkeit bei jedem Mal dem Boden etwas näher gekommen sind. Genießen Sie die Erleichterung nach der Aufrichtung!

Wie ist jetzt die Balance zwischen linker und rechter Seite? Konnten sich die Schultern lösen? Wie fühlen Sie sich?

Zum Abschluß dieser Bewegungsfolge lade ich Sie nochmals zum

Schwingen

ein. Arme und Hände sind frei, ebenso die Kniegelenke und die Kiefergelenke, und wenn Sie jetzt kräftig gähnen müssen, tun Sie es herzhaft und mit Genuß!

Himmel und Erde

Mein nächstes Angebot betrifft die Kehle und das Hinterhauptsloch, dort, wo die Halswirbelsäule in den Schädel mündet. Direkt darüber befindet sich der hinterste Teil des Gehirns mit der medulla oblongata, die das Atemzentrum in sich birgt. Ob wohl deswegen das Hinterhauptsloch – ertasten Sie es bitte mit den Fingern, und streichen Sie es sanft aus – „der Mund Gottes" oder „die Pforte Gottes" genannt wird?
Sie sitzen mittlerweile bequem und dehnen nun im Wechsel die Kehle und das Hinterhauptsloch. Nehmen Sie dabei Ihren Atem zu Hilfe, der sowohl die vordere als auch die rückwärtige Dehnung im Einströmen und die Rückkehr zur Mitte ausstömend begleitet. Sanfte, minimale Bewegungen des Kopfes genügen völlig! Sie wenden einatmend Ihr Gesicht zum Himmel und zur Erde, ausatmend kehren Sie jeweils zur Mitte zurück. Die innere Öffnung, die Ihnen dabei geschieht – nehmen Sie sie als Geschenk, das Ihnen im Atem von Himmel und Erde zuteil wird.

Das „l"

Ihre Zunge liegt breit im leicht geöffneten Mund, sie gleitet mit dem Ausatem etwas nach vorn, und Sie formen dabei in der Vorstellung, später auch mit ein wenig Stimme ein „l".
Spüren Sie Widerstand gegen dieses Angebot? Dann nehmen Sie den stimmlichen Ausdruck zurück! Lassen Sie lediglich den Ausatem über die entspannt daliegende Zunge gleiten und genießen Sie den frischen, durch die Nase einströmenden Einatem. Ihre Hände können währenddessen wärmend und einladend den Solarplexusbereich ausstreichen und dann etwas tiefer zum Bauch wandern, wo sie liegen bleiben. Nehmen Sie das sanfte Weitwerden und Zurückschwingen der Körperwände wahr!
Wenn Sie sich an das Seltsame dieser Mundstellung gewöhnt haben, und das

gelingt am besten, wenn Sie allein sind (ich praktiziere es oft beim Autofahren), werden Sie die lösende Wirkung des „l“ sehr genießen und nach Stresssituationen hilfreich einsetzen können.

7

Im Folgenden möchte ich mich mit Ihnen zusammen den Händen widmen. Wir sind durch unsere Hände gestaltend im Kontakt mit der Welt, und idealerweise fließt sowohl im Kopf Geplantes als auch im Herzen Bewegtes in unsere Handlungen ein. Gerade für therapeutisches Tun ist dieser Dreiklang von Kopf, Herz und Händen von großer Bedeutung.

Wahrnehmung der Hände

Sie sitzen bequem angelehnt, die Füße sind in gutem Kontakt mit dem Boden, Sie sind ungestört. Machen Sie sich jetzt Ihre Hände bewusst, indem Sie sie erst einmal betrachten und auf sich wirken lassen, ihre Form, ihre Farbe, das Innere und das Äußere.
Dann beginnen Ihre Hände, sich gegenseitig auszustreichen, sich zu spüren, und dazu brauchen Sie die Augen nicht mehr. Die Wahrnehmung intensiviert sich, wenn Sie sie schließen. Sind Ihnen Ihre Hände vertraut, angenehm? Was hätten Sie gern anders, was mögen Sie gern an ihnen? Nehmen Sie die Wärme oder Kühle wahr, die trockene oder feuchte Haut, Muskeln, Knoten, Verdickungen, Narben. In ihrem Sosein erzählen Ihre Hände eine einmalige Geschichte, über Jahre hinweg hat sich ihre Form entwickelt und gebildet.

Eine trage der Anderen Last

Lassen Sie beide Hände ineinander zur Ruhe kommen. Gehen Sie dann dazu über, dass in dieser Haltung eine Hand die andere trägt. Einmal ruht die rechte Hand in der linken, lässt sich von ihr tragen, gibt ihr Gewicht ganz ab, dann trägt die rechte Hand die Linke. Wechseln Sie einige Male ab. Welche Haltung ist Ihnen vertrauter, wie fühlt sich jeweils die tragende Hand? Gibt es eine Seite, die lieber trägt, oder kann eine Hand schwer loslassen und ihr Gewicht abgeben? Was auch immer Sie wahrnehmen, es gehört zu Ihnen, zu Ihrer Art, handelnd in der Welt zu stehen.

Die Lösung der Handgelenke

Vielleicht haben Sie im Laufe dieses Tuns schon ein paar Mal tief aufgeseufzt, ausgeatmet. Wir wollen jetzt noch direkter den Atem einbeziehen.
Ihre Hände trennen sich voneinander und sind vor Ihnen in bequemer Höhe (die Ellbogen sind abgewinkelt) in der Luft. Nun lassen Sie mit dem Ausatem die Hände in den Handgelenken sinken. Sie sehen auf die Oberseite der Hände, die Fingerspitzen zeigen zu Boden. Mit dem folgenden Einatem heben und drehen Sie Ihre Hände so, dass sie mit dem nächsten Ausatem nach hinten-unten sinken. Sie sehen nun auf den Puls beider Hände und die Handinnenflächen, die leicht geöffnet sind. Dieses Sinkenlassen nach hinten ist sehr ungewohnt, aber versuchen sie auch in dieser Haltung, die Gelenke so weit wie möglich zu lösen. Dann heben und drehen Sie einatmend die Hände wieder um, und sie sinken im Ausatmen nach vorn, Fingerspitzen Richtung Boden. In der Atempause geben sie immer noch ein bisschen mehr nach, lassen die Gelenke locker. Das Gewicht der Hände wirkt zusätzlich lösend. Der Einatem bringt Bewegung, der Ausatem Lösung, und Sie geben sich ganz in dieses Bewegungsspiel hinein, werden von Mal zu Mal nachgiebiger. Können Sie eine Wirkung dieser Übung auf die Schultern, die Kiefergelenke wahrnehmen? – Gönnen Sie sich eine kleine Pause, die Hände liegen auf den Oberschenkeln. Entspannt warten Sie ab, bis Sie den Impuls zum „Weiter" spüren. Greifen Sie dann nochmal die Bewegung des Hebens, Drehens und Sinkenlassens der Handgelenke auf, aber diesmal begleiten Sie das Sinken mit „ffffffff....". Ohne Stimmeinsatz, durch die leicht geöffneten, gespitzten Lippen fließt der Ausatem aus, bis er verebbt in der Atemruhe, aus der ein neuer Einatem aufsteigt und die Hände mitnimmt. Sollte das Ausatmen auf „f" Sie anstrengen, nehmen Sie es nur ab und zu in die Übung hinein. Und dann lassen Sie die Hände wieder ruhen. Im Nicht-Tun können Sie die Nachwirkung genießen.

Die Fingerkuppen

Sicher haben Sie schon öfter beim Nachdenken oder in einem Gespräch die Fingerkuppen beider Hände zusammengeführt und sich durch diese Gebärde bewusst oder unbewusst konzentriert. Wir nützen heute diesen Effekt auf spezielle Art. Über die Fingerkuppen sind verschiedene Bereiche des Körpers ansprechbar, in denen Atembewegung aktiviert werden kann. Allerdings sollten Sie sich dafür selbst auf Entdeckungsreise machen. Es gibt zwar feste Zuordnungen, die der eigenen Wahrnehmung jedoch im Weg stehen können.

Legen Sie die Fingerkuppen der 3. Finger bis zu den Fingerbeeren aneinander, erst ohne und dann mit leichtem, aber deutlichem Druck. Sie probieren dies während einiger Atemzüge lang aus und lassen dann die Hände ruhen. Konnten Sie Resonanz in Ihrem Körper erspüren? Wie hat Ihr Atem reagiert?
Wir wenden uns nun den 2. Fingern zu: die obersten Fingerglieder legen sich aneinander, wieder geben Sie leichten Druck und beobachten die Wirkung auf den Atem. Taucht eine Körpergegend deutlicher in Ihrer Wahrnehmung auf? Dann lösen Sie die Finger wieder, streichen Sie die Hände aus und legen Sie sie entspannt auf den Oberschenkeln ab. Auf diese Weise verfahren Sie mit allen 5 Fingern und ruhen sich anschließend etwas aus.
Danach beginnen wir nochmals und bilden Fingergruppen. So legen Sie die 3., 4., und 5. Finger aneinander, danach Daumen und Zeigefinger. Sie geben während einiger Atemzyklen diesen besonderen Druck auf die Fingerkuppen, mit anschließender Pause. Vielleicht verdeutlicht sich die Wirkung durch die Bündelung der Finger!
Zum Schluß legen Sie noch mal alle Fingerkuppen aufeinander. Sollte es schwierig für Sie sein, deutliche Auswirkungen wahrzunehmen, so können Sie doch von der Intensivierung der Atem- und Körperwahrnehmung profitieren.
Bei meiner klinischen Arbeit mit Herz- und Kreislauf-Patienten dient diese Übung vor allem der Krisenintervention in Stresssituationen, aber auch zur Stabilisierung des Kreislaufs durch die Atmung. Wir verbinden dazu den Druck auf die Fingerkuppen gezielt mit dem Ausatem. Die „Manteltaschenversion" ist im Alltag von praktischer Bedeutung. Sie haben aus irgendeinem Grund, z. B. beim Spazierengehen, nur eine Hand zur Verfügung? Legen Sie Mittelfinger und Daumen aneinander, und geben Sie wieder nicht zu starken, nicht zu leichten Druck, diesmal während des Ausatmens. Sie lösen ihn, wenn der neue Einatem einströmt. Zur Verstärkung können Sie auch den Ringfinger zum Mittelfinger dazunehmen. Sowohl die linke als auch die rechte Hand ist für die Übung geeignet. Wenn Sie beide Einzelhände gleichzeitig ausprobieren wollen, steht dem nichts im Weg. So wird der Ausatem intensiviert, verlängert und damit beruhigt, und der folgende Einatem reagiert darauf reflektorisch, wenn Sie es zulassen.

Atemräume

Fühlen Sie sich zum Abschluß noch einmal in Ihre Hände ein und legen Sie sie auf Ihren Körper, dorthin, wo Ihnen jetzt gerade Berührung gut tut. In der Atemtherapie kennt man den oberen Körperraum, das ist der Brustbereich bis zu den Schultern, den mittleren Raum, unterhalb des Rippenbogens bis zum Nabel und den unteren Raum, vom Nabel bis zum Schambein. Vielleicht braucht einer dieser Bereiche Ihre ganze Zuwendung, oder aber die Hände legen sich auf verschiedene Stellen des Körpers und stellen so eine Verbindung zwischen unterschiedlichen Gegenden her. Spüren Sie das Weitwerden der Körperwände beim Einatmen und das Zurückschwingen beim Ausatmen unter Ihren Händen? Die folgende Atemruhe, in die der Ausatem einmündet, ist besonders gut im Liegen wahrzunehmen. Wenn Sie schnell einschlafen möchten, richten Sie darauf Ihre gesammelte Aufmerksamkeit: der Schlaf kommt in der Atempause.

Atem und Gesang – ein meditativer Weg*

Susann Furtwängler

Von der Anthroposophie geprägt hatte ich immer ein natürliches Mißtrauen gegenüber therapeutischen Methoden, die manipulierend oder forcierend eine persönliche Entwicklung herbeiführen wollen und damit die menschliche Freiheit zutiefst verletzen können.

So war ich unendlich glücklich, die Atemarbeit meiner Lehrerin Herta Richter kennenzulernen, die ganz von diesem Gedanken der persönlichen Freiheit und Würde eines Menschen durchdrungen ist, weise und behutsam ihre Patienten und Schüler zur Erfahrung ihres Atems führt.
Voller Präsenz begleitet sie diese und läßt sie doch selbständig tastend, spürend, oft noch unsicher, ihren eigenen Atem gewahr werden – ohne durch irgendwelche „...das ist so und so"-Feststellungen dem Schüler das freie eigene Erleben zu verstellen. Im nachhinein bewundere ich ihre Konsequenz im Zurücknehmen ihres Wissens noch mehr – da ich jetzt bemerke, wie sehr dies meiner eigenen Spürfähigkeit für den Atem zugute kam und welch reiches Reservoir an Atemerfahrungen sowohl im Leiblichen als auch im Seelisch-Geistigen ich sammeln durfte.
Während durch die Diplomarbeit nun auch die theoretische Seite, das Studieren von Atemliteratur, in den Vordergrund tritt, erlebe ich – oft mit Staunen – wieviel Erfahrung dem gegenüber steht und sich jetzt zusammenfügen und ordnen darf.

So wie Rudolf Steiner gerne Schüler und Leser fast zur Verzweiflung treibt, wenn er das Wesen des Menschen immer wieder etwas anders beschreibt und somit das eben verstanden Gemeinte vor seinem „geistigen Schubladentod" bewahrt, so ähnlich kann es einem mitunter in der Atemarbeit gehen. Alles ist immer wieder anders – „der Wandel ist das Beständige – das Beständige ist der Wandel".
Für den Atemschüler oder -lehrer bedeutet dies, immer in der Spürung zu bleiben, im ständigen feinen Ausbalancieren der unendlichen Lebens- und Atemvariationen. Balance halten fordert Präsenz auf allen Ebenen, ein sich Verankern in seiner Mitte, in seiner Basis und ein wachsames Hinspüren zur Welt, zum Leben, zum tragendem Boden, zum Du – zu allem, was mir begegnet.
Der Atem ist der große Helfer bei diesem Balanceakt.

*Diplomarbeit Atemtherapie AFA Dezember 1999 Arbeits- und Forschungsgemeinschaft für Atempflege e.V.

Inwieweit der Atem mir nicht „nur“ persönlich, sondern auch beruflich neue Welten erschlossen hat, möchte ich im folgenden knapp darstellen. Man verzeihe mir den biographischen Duktus, doch kann ich bisher die meisten Erfahrungen aus meinem eigenen beruflichen Entwicklungsweg als Atem- und Musikpädagogin schöpfen.

Ursprünglich ein sehr harmonisches Mädchen, dem vieles leicht fiel, vor allem das Lernen und das Singen, wuchs ich wohlbehütet ohne große Probleme auf. Erst mit der sogenannten „Reifeprüfung“ wurde ich mit dem Gefühl konfrontiert, völlig unreif für das Leben zu sein. Ich hatte zwar eine sehr starke Innenwelt aufgebaut, aber noch keine Ahnung, wie und wohin mein Weg in der Welt gehen sollte. Es war eine Zeit der „Unruhe des Herzens“, verschiedene Studiengänge – Eurythmie, Orientalistik, Germanistik ... bis es schließlich das Studium von Musik, Deutsch und Pädagogik war.
Sah diese Berufssuche schon etwas chaotisch aus, so war ich es innerlich doch noch viel mehr.
Ich wußte nicht, wer ich war und wer ich sein durfte. Sehr im Schwäbischen aufgewachsen, hatte meine persische Hälfte in mir keinerlei Impulse als Nahrung bekommen, verkümmerte. Das Gefühl von Bodenlosigkeit, Wurzellosigkeit bemächtigte sich meiner oft, mit einher zogen Ängste, Ratlosigkeit, Eßstörungen und Trauer um den „Verlust meiner Mitte“.
Einen direkten Ausdruck fand dieser Zustand im Verlust des Singen-Könnens. Konnte ich als Mädchen immer singen, völlig unbefangen, wurde mir während der ersten Zeit meines Musikstudiums plötzlich klar, daß meine Stimme gestört war. Mit diesem Wissen nahm ich eine fatale Schonhaltung ein, mit dem Erfolg, daß mir sogar meine Sprechstimme weh tat und mir völlig schleierhaft war, wie ich in drei Jahren eine Prüfung in Gesang ablegen sollte.
Dann kam die Wende.
Nach einer gräßlichen Gesangstunde beschloß ich – vor Trauer und Wut heulend – noch einen Versuch, um meine Stimme zu kämpfen. Mir war nicht klar, wie weit dieser Versuch seine Wellen werfen würde, da ich weder um das Wesen des Gesangs, geschweige denn um das Wesen des Atems wußte.
Ich wechselte zu einer Lehrerin, die mit unendlich viel Geduld und Liebe mit mir arbeitete. Gemeinsam räumten wir Hürde um Hürde zur Seite, mit denen ich mir meinen Zugang zur Stimme verstellt hatte.
Fazit: Nach drei Jahren schloß ich meine Prüfung sehr gut ab und ich fühlte mich vor allem wieder gesund. Ich hatte ein ganz anderes Vertrauen zu meinem beruflichen Weg gefunden und fühlte mich „in meiner Haut“ endlich wieder wohl, voller Leben und Liebe zum Gesang.

Während des Referendariats lernte ich die Atemarbeit nach Ilse Middendorf kennen. Dann kam der Beruf als Musiklehrerin an einer Waldorfschule. Die Atemarbeit trat in den Hintergrund, ruhte wie der eigene Gesang fast vergessen, bis nach Jahren strengsten und atemlosen Einsatzes in der Schule eine persönliche Krise kam und mitten in dieser Krise der klare Impuls zur Atemausbildung. Ich begegnete Herta Richter und es war mir innerlich ganz deutlich, zu ihr zu gehen, da ich von Anfang an ihre Wärme, Freiheit und den Künstler in ihr erlebte.

„Atem und Pädagogik"

Schon nach kurzer Zeit merkte ich, wie sehr der Atem die Qualität des Unterrichts verändern kann. Obgleich der Unterricht intensiver geworden war, strengte er mich weniger an. Es war, als hätte ich einen geheimen Schlüssel gefunden. Bald wurde mir deutlich, daß dieser Schlüssel der Atem war.
Der Atem ermöglicht dem Lehrer, dem Schüler unverstellter und dadurch direkter und offener zu begegnen. Da der Atem den Übenden in einen beständigen eigenen Prozeß und Wandel hineinführt, erleichtert er dem Atemschüler in seiner Rolle des Pädagogen seinen „Lehrerstandpunkt" aufzugeben. An seine Stelle können Authentizität und menschliche Wärme treten.
Aus der Kraft, die man aus der einem zuwachsenden Basis gewinnt, können seelisch-geistige Freiheit und Herzensgüte genährt werden, denn man kann nur so gut sein, wie es die eigene Kraft erlaubt. Es entsteht mehr Raum für die Begegnung zwischen Lehrer und Schüler.
Das Medium, über das sie korrespondieren, bildet der Unterrichtsstoff. Das Gefährt, den „Transmitter" für den Stoff, bildet der pädagogische Atem. Wird dieser länger, gewinnt er an Kraft und gleichzeitig an Differenziertheit, können Schüler sich leichter und unermüdlicher mit Unterrichtsinhalten verbinden und auch in langwierige Übungsprozesse mit Lust hineinfinden.

Kleiner Exkurs: *„Fremd bin ich eingezogen"*

Im Waldorflehrplan gibt es die Empfehlung, in der achten Klasse Schuberts „Winterreise" zu singen, eine Reihe „schauerlicher Lieder", wie Schubert sie selbst nennt. „Fremd bin ich eingezogen, fremd zieh' ich wieder aus." Den jugendlichen Menschen, der im Umbruch der Pubertät steht und vor dem man als Erwachsener oft steht und meint, auf einem Schild „wegen Umbau geschlossen" zu lesen, können diese Lieder erstaunlich tief ansprechen. Vieles was in diesem Jugendlichen lebt, findet er in diesen Liedern widergespiegelt – sei es in den Texten des Wilhelm Müller oder den Vertonungen von Franz Schubert – beide unter dem Metternich-Regime der Wiener Restauration leidend, daheim Fremde.

Vor diesem nur kurz angedeuteten Hintergrund versucht der Waldorfmusiklehrer mit Schülern, die oft bereits im Stimmbruch, der Mutation, stecken, diese schwierigsten Lieder zu singen. Nicht schön, aber wahrhaftig, echt im Erleben. Die ersten sechs Durchgänge kam ich persönlich nicht über drei, vier Lieder hinaus. Dann streikten die Schüler ob der Schwere und Ungefälligkeit dieser Lieder. (Ausnahme: „Fremd bin ich eingezogen“ und „Die Krähe“). Parallel mit der intensiven Aufnahme der Atemarbeit, erlebte ich, daß es möglich war, sämtliche 24 Lieder mit den Schülern einzustudieren – ohne Ermüdungserscheinungen, immer neu impulsiert und in einer Sphäre der Heiterkeit, die die Schwere der Lieder aufhob.

Der Atem manifestiert sich in seiner „Dreifaltigkeit“ des Ein- und Ausatems sowie seiner Atempause in immer neuen Variationen und ist mannigfaltig wie das Leben selbst.
Läßt man sich auf den Atem ein, gelingt es dem Übenden, vorstellungsfrei sich dem Atem zu überlassen, und gleichzeitig ein innerlich Schauender zu sein, präsent und wach in seiner Wahrnehmungs- und Spürfähigkeit, kann er in ein- und derselben Übung immer wieder neue Aspekte finden. Statt Langeweile kann sich ein kleines Universum auftun, und der Übende wird mit immer neuem Interesse in ein- und derselben Übung bleiben können.
„Das Gleiche und doch nicht das Gleiche ...“. Gelingt es, diesen Übungsansatz, diese innere Beweglichkeit und Begeisterung in den Unterricht hineinzutragen, dann kann es zwischen Lehrer und Schüler schwingen, der Unterricht lebendig werden, die Musik zum Klingen kommen.

In der Atemarbeit werden wir immer wieder aufgefordert, uns an das Kind in uns zu erinnern. Das Kind ist ein Künstler des Spiels, des absichtslosen Tuns aus seiner eigenen Mitte heraus. Gewinnen wir im „Atemspiel“ ein Stück der kindlichen Freiheit zurück, rücken wir den Kindern, die einen immensen Spürsinn dafür haben, im Herzen wieder näher. Sie können sich besser anbinden an die Lehrerpersönlichkeit und können so natürlich ungleich leichter motiviert werden, sich in Unterrichtsprozesse einzulassen. Findet aber Begegnung und Nähe statt, braucht es kaum „Beziehungskrücken“ in Form von disziplinierenden Maßnahmen – und es ist Raum für den lebensnotwendigen Humor und die Heiterkeit.

Sicher ist das ein Ideal, ein Weg – immerzu aufs Neue zu erobern – und doch war dies mein erstes großes Atemerlebnis in beruflicher Hinsicht. Mein zweites mich ebenso beglückendes Erlebnis betraf den Gesang.

„Ein neues Instrument“

Nach drei Jahren Atemausbildung beschloß ich, während meines Erziehungsurlaubs, nochmals meinen geliebten, doch verwaisten Gesang „anzuschauen“ – und entweder zu lassen oder nochmals ernst damit zu machen.

Nach wenigen Stunden hatte ich das Gefühl, ein anderes Instrument in die Hand bekommen zu haben. So kannte ich meine Stimme nicht. Sie hatte eine ganz neue Qualität – und das ohne über mehrere Jahre zu üben! Aber so war es ja nicht. „Gesang ist tönender Atem“ – und ich hatte drei Jahre intensive Erfahrungen mit dem Atem machen dürfen. Was hatte sich dadurch für den Gesang verändert?

Mein Instrument Körper war stimmiger geworden, „gestimmt“ – mein Körperinstrument war mir über die Atemarbeit zugänglicher, vertrauter geworden, ich kannte seine Schwächen und Stärken, manches war ausgeglichener, manches dazugewonnen an innerem Raum (für mich speziell der Basisraum).
Meinen seelischen und geistigen Hintergrund erlebte ich als weiter und tiefer. Ich selbst hatte mich verändert, denn vieles, was in früheren Jahren aus dem Lot geraten war, hatte wieder seine Mitte in mir gefunden, sein Maß, seine Ordnung und seinen Platz – dies alles, ohne starr zu werden, sondern von einer Lebendigkeit und Lebensfreude, wie ich sie früher selten kannte.

Die Stimme ist – wie der Atem – immer ein untrüglicher Spiegel unseres Selbst, Ausdruck unserer Person und unserer momentanen Befindlichkeit. So tönten in der Stimme die letzten Jahre intensiver Atemarbeit entgegen.

An der Stimme des Menschen können wir hören, ob Kopf und Herz und Bauch im Einverständnis miteinander leben oder sich bekämpfen und in Trauer und Resignation voneinander getrennt haben.
Ist dieses Einverständnis aber gegeben, treffen sich der obere und der untere Mensch in der Mitte. Diese Mitte ist eine warme, strahlende Sonne.
Die Strahlen dieser lebendigen Mitte erreichen die Stimme und geben ihr einen anderen Klang.[1]

Doch nicht nur die Erfahrung, ein neues Instrument geschenkt bekommen zu haben, war sehr positiv, sondern auch, daß die Gesangsausbildung in den letzten zwei Jahren ständig Nahrung von der parallel laufenden Atemarbeit erhielt.

Impulse und Einstellungen meiner Gesanglehrerin (eine Schülerin von Hans Hotter) konnte ich relativ leicht und schnell abnehmen und umsetzen auf meinem Instrument, das sich mir von innen heraus immer mehr erschlossen hatte.

Das heißt nicht nur das Körperinstrument hatte sich verändert, auch die wache Flexibilität im Spiel und der Spieler selbst hatten sich so verändert, daß es mir ganz seltsam vorkommt, wie man Gesang studieren kann und oft vom Atem so recht wenig weiß.

„Tun und Lassen"

Über eine Zeitlang war ich mir unsicher, wo die Grenze zwischen der Atem- und der Gesangsarbeit liegt – vor allem was mich als Lehrende betrifft.
H. Richter wies immer wieder auf das selbstlose Zulassen, auf die Hingabe ohne ein willkürliches Ziel hin: „Wenn wir beginnen, etwas Bestimmtes zu wollen, festzuhalten, nur unseren Vorstellungen zu leben, nur nach außen und auf Leistung bedacht zu sein, verzieht sich dieser Kreis (des Atems), verschieben sich die Phasen des Ein- und Ausatmens und die Pause ist in Gefahr. Damit fallen wir aus dem Rhythmus ...".[2] Das Wollen und der Ehrgeiz – so oft verhindern gerade sie die wirklichen Erfahrungen im Atem.
Allein in der Erfahrung mit dem Atem, sei es in den Übungsangeboten in der Gruppe oder zu der Einzelbehandlung, ist erlebbar, wie viel schwerer das Lassen uns oft fällt als das Tun.

Dürckheim:

Selbst und Welt müssen je für sich stehen und doch aufeinander bezogen und untereinander verbunden sein. Sie müssen sich trennen können, um sich wieder zu finden und eins werden zu können.
Das rechte Verhältnis, das heißt das rechte Sich-Verhalten des Menschen zur Welt, liegt erst dort vor, wo die ihn wahrende Gebärde die Welt doch nicht ausschnürt und die Gebärde der Hinneigung, Verbundenheit und Aufgeschlossenheit nicht Preisgabe bedeutet. In seinem Verhältnis erscheint der Mensch also dann „in seiner Mitte", wenn seine Verfassung unstörbar das ewige Aus und Ein des Atems zuläßt, darin er sich in die Welt hingibt, ohne sich zu verlieren, bei ihr verweilt, ohne verschlungen zu werden, sich zurücknimmt, ohne sich zu trennen und bei sich bleibt, ohne sich zu verhärten.[3]

Doch genauso kann man in der Gesangskunst diese Kriterien, die Dürckheim beschreibt, üben.

Beispiel 1: In den Vokalen kann ich mich, ohne daß ich durch die Formanten (Zunge, Lippen, Zähne etc.) einen Widerstand setze wie bei den Konsonanten, mich ganz mit dem Atemstrom verbinden und mich verströmen. Vor allem beim „A" erlebt man oft, daß man den rechten Ton verliert, weil man zum Beispiel plötzlich die Kehle verschließt, um sich nicht ganz darin zu verlieren. Verankere ich mich jedoch in meinem Hara, dann kann es mir gelingen, diese große Öffnung zuzulassen und dem Ton doch noch eine Form zu geben.

Beispiel 2: Ein ganz zurückgenommenes Piano wird gefordert, zurückgenommen sowohl in der Dynamik als auch im Ausdruck, es soll fast jenseitig klingen – bekanntermaßen schwieriger zu singen als ein kräftiges Forte. Die Gefahr besteht, daß der Ton abreißt, weil er nicht mehr „gestützt" ist, nicht mehr mit dem Ausatem verbunden ist. Hier gilt es höchste Präsenz im Körper zuzulassen, das Weitlassen der Körperwände, ihr Anschmiegen an das Außen zu verbinden mit einem Zurücknehmen in der Aktivität, im Hinaustönen – wie eine Art Medium stelle ich mich daher zur Verfügung, einen Ton, der mich umgibt, durch mich hindurchzulassen. Dafür aber muß ich mich öffnen und loslassen – vordergründig im Leiblichen: ich muß den Mund wirklich aufmachen, im Kiefer tief loslassen und ihn sich senken lassen, die Zunge, dieser eigenwillige Muskel muß ganz im Zungengrund ruhen, alle Hals- und Schultermuskeln entspannt sein, damit der Kehlkopf frei aufgehängt sein kann und somit keine Fehlspannungen im Stimmlippenbereich den Primärton irritieren. Ich muß mein Hinterhaupt und meinen Nacken öffnen, zum Beispiel indem ich mir vorstelle, mich in den Hintergrund hineinzuschmiegen; das gleiche gilt für den Rücken.

Summa summarum bedeutet dies, höchste Hingabe und Öffnung zu paaren mit einer inneren Zentrierung, höchste Passivität mit gleichzeitig größter Aktivität zu verschmelzen, beide Pole, Yin und Yang, Tun und Lassen in sich zu vereinen – sich also ganz auf einen meditativen Zustand, wie er oben beschrieben wurde, einzulassen.

„Du holde Kunst ..."

Daß bei der Arbeit mit den Vokalräumen, beim lautlosen und stimmhaften Tönen in der Gruppe das Gesetz der Absichtslosigkeit gelten darf und soll, das war mir leicht einsehbar.

„Stimme als Spiegel meines Selbst"[4] – so wie ich in diesem Augenblick bin, so töne ich durch mich hindurch, so tönt es in mir (per-sonare) – das konnte ich akzeptieren und auch im Üben auskosten – vor allem das kindliche Spiel mit den Tönen und Lauten – das Klingen-dürfen ohne Anspruch und Vor-

stellung, wie es/ich zu klingen habe, genoß ich besonders. Dieses „Tonspiel" hatte etwas von einer großen Entdeckungsreise.
Der Scheideweg tat sich für mich jedoch überall dort auf, wo es um den Gesang ging, den Gesang, der auch im Kunstgesang münden darf – also nicht das rein therapeutische Singen „zum authentischen stimmlichen Ausdruck einer Seelenstimmung".[5]

Welche Rolle spielt der Atem im sogenannten „bel-canto"? Auf jeden Fall bildet er die Basis für die Stimme und ihren Klang. Der Ausatem bildet das Gefährt, den Flügel für meinen Gesang – im Ausatem verströme ich mich singenderweise.
Mit dem Ausatembogen gestalte ich meinen musikalischen Bogen – durch die Gestaltung meines Ausatems bringe ich Ausdruck und Gestalt in meine Musik.
Heißt das nicht, daß ich meinen Atem ständig der Musik anpasse, ihn unterordne, der Atem zum Diener der Musik wird? In Momenten, in denen Musik wirklich zum Leben aufersteht und die Herzen der Menschen zum Schwingen bringt, adelt ein solcher Dienst den Atem sicherlich.

Hier zum Beispiel gibt es eine lange Bachkoloratur zu gestalten, der es am besten anstünde, auf einen Atembogen gesungen zu werden. Mein Atem hat aber noch nicht diese Reichweite. Mein sängerischer Ehrgeiz ist geweckt. Ich versuche durch „Stütze", also einer Gegenbewegung zur Ausatmung, den Atem künstlich zu verlängern; sogar mit etwas Erfolg, aber angestrengt fühle ich mich danach und angestrengt klang es auch, wie ein Spatz, der gern ein Adler sein möchte.
Doch wie soll es anders gehen?

Natürlich muß ich mich hier meines Atems bedienen, nicht zweckfrei und selbstlos wie ein Kind, sondern um gewisse musikalische Fragen gestalten zu können.
Für mich als Gesangslehrer würde das also bedeuten, hier sehr direktive Angaben zu machen, um den Atem des Schülers zu längen, zu weiten, lebendig und wach im Reagieren zu machen. Mit dem „direktiven" und dem „um zu" habe ich jedoch bereits ein zentrales Kriterium der Atempädagogik verlassen: „Der Behandler kann zum Manipulator werden, wenn der Fluß von Kopf zur Hand kurzgeschlossen ist, das heißt die Hand findet ihren Platz aufgrund von intellektueller Überlegung und Anwendung eingelernter technischer Griffe. Es ist keine Behandlung mehr von seiner eigenen Mitte zur Mitte des Patienten ..."

Hier steht der Rückzug auf traditionelles Wissen und Technik dem Behandeln entgegen, und damit der Begegnung zwischen Therapeut und Patient, zwischen Atemlehrer und Atemschüler – machen den Lehrer zum Manipulator, das heißt zu einem, der versucht jemanden nach seinen Vorstellungen, seinem Bildnis zu bilden – dem Moment der persönlichen Freiheit völlig widersprechend.

Das bedeutet also, wenn ich den Atem für den Gesang erziehe, manipuliere ich, und da der Atem zutiefst in seiner jeweiligen Form mit dem Menschen verbunden ist, manipuliere ich den Menschen bzw. den Künstler – im Gesangsunterricht gang und gäbe und sicher nicht immer als negativ zu bewerten.
Man weiß aber auch, wieviel Stimmen ausgeräubert werden, bevor sie sich wirklich entfalten können, ermüdet aufgeben und dadurch manche Sängerlaufbahn traurig abbricht. Auf der anderen Seite kennt man höchste Virtuosität mit einem vorbildlich geschulten und gefügigen Atem – und trotzdem läßt es einen als Hörenden im Herzen kalt. Warum?

Atem und beseelter Gesang

Unser Wort Atem ist verwandt mit dem indogermanischen „atman“, welches Hauch, Seele, Selbst bedeutet.
Nur wenn die Stimme – und mag sie noch so virtuos sein – an den inneren Atem eines Menschen angebunden ist, ist sie authentisch. Nur wenn sie authentisch ist, vermag die Stimme sich zum beseelten Gesang zu erheben und uns wirklich zu berühren und anzusprechen.
Dies wiederum bedeutet, daß eine Gesangsausbildung die seelisch-geistige Entwicklung des Schülers nicht links liegen lassen kann, sondern der Schüler mit seiner Entwicklung in Atem und Gesang mitwächst und Kreis zum Kreis sich rundet zur Reife in der Stimme und seiner Persönlichkeit, wie die Jahresringe eines Baumes. Das aber braucht Zeit und Geduld, sowie bei allem Fleiß und Einsatz eine innere Gelassenheit, die aus Hingabe sowie der Bereitschaft sich einzulassen und sich zur Ruhe kommen zu lassen, gespeist wird.

Atem und Gesang als meditativer Weg

Nachdem mir klar geworden war, daß auch für den „belcanto“ Übereinstimmungen und gemeinsame Notwendigkeiten mit der Atemarbeit bestehen, begab ich mich auf die Suche nach diesen.

Wo ist der gemeinsame Nenner für die Atemarbeit, das Tönen, das therapeutische Singen *und* sogar den „belcanto"-Gesang zu finden?

Über diesem Suchen, Ausprobieren und Studieren stolperte ich über ein Buch der Bewegungstherapeutin Elisabeth von Schöfer-Salzmann[6]. Sie widmet zwei Kapitel dem Thema „meditatives Arbeiten" und bezieht sich darin auch auf einen Aufsatz über die etymologische Herkunft des Wortes „Meditation", der mir erwähnenswert erscheint.

Dem Wort „meditativ" – Meditation – liegt das lateinische Deponens „meditari" zugrunde, das heißt *meditor* – „ich sinne nach, denke, übe" ist ein Verb mit einer passiven Form und einer aktiven Bedeutung. W. v. Schöfer-Salzmann weist in seinem Aufsatz „Meditation in der Sprache"[7] darauf hin, daß dieses Wort für uns ein Seinsverhältnis benennt, das „passiv und aktiv", vernehmend und tuend zugleich ist – und sich somit komplementär verhält, also ergänzend (ganz machend). Das bedeutet, daß wir uns meditierend in ein Gleichgewicht zwischen passivem und aktivem Verhältnis zur Welt bringen.

Schöfer-Salzmann geht aber mittels der Sprachwissenschaft noch weiter bis zur indogermanischen Wurzel „med." – messen, ermessen vgl. auch der „medicus" als der klug ermessende weise Ratgeber.
Das bedeutet für uns, daß es meditierend darauf ankommt, ein Gleichgewicht herzustellen zwischen unserem vernehmenden und unserem tätigen Verhältnis zur Welt. Dieses intellektuell paradox anmutende Spannungsfeld können wir nur wirklich verstehen, wenn wir in eine innere Bewegung gehen, in Fluß kommen, das statische Moment des „so-ist-es" aufgeben und uns auf den steten Wandel, auf das heraklitsche „alles fließt" einlassen – und dies geschieht in der Atemarbeit immerzu – im immer neu sich formenden Aus- und Einatmen, im Hinspüren, vorstellungsfrei und im positiven Sinne leer, und im gleichzeitigen Anschließen und Verbinden der Atemantwort mit einer Bewegung.

Die Nahtstelle zwischen vernehmend und tuend ist so eng, daß beides sich in mir überlappt, ich passiv und aktiv zugleich bin, maßvoll um meine Mitte bewegt und doch in meiner Mitte – dabei aber immer im Wandel und in Bewegung auf allen Ebenen. Yin und Yang – Ruhe und Bewegung, Tun und Lassen, Tag und Nacht, Ein- und Ausatem, Geburt und Tod, Wandel und Beständigkeit – und alles ist eins, einander bedingend.

Gelingt es uns, König (griech. „méd-on“) in unserem kleinen Lebensreich zu sein, das heißt maßvoll und weise unser Dasein einzubinden zwischen diesen sich ergänzenden Polen, können wir dem „Verlust der Mitte“ entgegenwirken, an dem der Einzelne und unsere ganze westliche Gesellschaft krankt. Diese Akzeptanz beider Pole, anstelle des Hin- und Hergeschleudertseins zwischen den beiden, braucht innere Präsenz, braucht Atem, um die Balance zu halten.

Die Balance zu halten auch zwischen zuviel Form- oder zuviel Strömungskraft. So wie das Geheimnis des Kreises oder auch der langobardischen Knotenkunst im Ausbalancieren der Form- und der Strömungskraft liegt, so finden wir es im christlichen Bereich zum Beispiel, als Jesus den Versuchungen in der Wüste widersteht. Rudolf Steiner hat in seiner Plastik „Der Menschheitsrepräsentant“ Christus als einen Menschen dargestellt, der diese beiden Kräfte nicht von sich wegstößt, sondern sie zu sich herannimmt und sie zu beherrschen weiß, weil er in seiner Mitte ist.
Verselbständigen sich diese Kräfte, verlieren sie ihr Gegengewicht, entsteht Krankheit im weitesten Sinn. Zuviel Formkraft in Form von Starrsinn bis hin zu sklerotisierenden Prozessen – zu viel Strömungskraft in Form von Phantastereien, Realitätsverlust, entzündlichen Prozessen.

Über den Atem, vor allem durch die Mittenarbeit, kann hier deutlich geholfen werden. In diesem Zusammenhang betont Herta Richter immer wieder, daß die Mitte sich uns von selbst schenkt, wenn wir uns mit unserem oberen und unteren Raum verbinden können. Mitte bedeutet im weiteren Sinn auch Balance zwischen innen und außen, zwischen Ich und Du.

Die rechte Grenze entsteht, sie muß nicht gebaut und verankert werden, sie entsteht aus der rechten Öffnung. Dies wird eine weiche, elastische, sich ständig wandelnde Grenze sein und nicht die Grenze der Prinzipien, die hart ist und das wirkliche Leben tötet.[8]

Dieses Prinzip des meditativen Arbeitens, das heißt im Tun auch zu lassen, einer Bewegung „ihren Lauf zu lassen und daher ihre Gesetze vernehmend zu erkennen“[9] finden wir bei genauerem Hinschauen auch in der Stimm- und Gesangsarbeit.

Stimme und Persönlichkeit „Gestimmtsein“

Die menschliche Stimme ist Ausdruck der Persönlichkeit des Menschen, was sich auch in dem Wort „per-sonare“ – hindurchtönen“ andeutet. Das Wesen des Menschen tönt hindurch.

Wie es sich in der stimmlichen Äußerung zeigen kann, hängt vom Charakter des Menschen und seiner momentanen Gestimmtheit ab. Im Grunde *stimmt die Stimme* also immer, so wie der Atem, insofern sie authentischer Ausdruck der momentanen Gefühlslage ist. Sie kann gebrochen oder heiter, gepreßt oder verhaucht, oberflächlich oder aus der Tiefe bewegt klingen.
Vom Wort her hat die Stimme als Wurzel das Mittelhochdeutsche „stimmen = die Stimme betätigen“, außerdem aber auch das Althochdeutsche „gistimnitum = in Harmonie versetzen, einer Saite die richtige Tonhöhe geben, jemanden in die richtige Gemütslage versetzen, nicht im Widerspruch sein, richtig sein.“

In all diesen Bedeutungen zeigt sich der Zusammenhang zwischen der Stimme und der seelischen Gestimmtheit. Und da der Atem der Träger oder Flügel der Stimme ist, wird deutlich, daß die seelische Gestimmtheit sich in der Funktion der Stimm- und Atmungsorgane niederschlägt, und umgekehrt Atem- und Stimmarbeit für den Menschen wie das Stimmen seines Seeleninstruments sein kann.

„Ich stimme mein Instrument“

Beispiel 1: Manches Mal kam ich in die Gesangsstunde etwas müde und abgehetzt, mich zugedeckt fühlend von den Eindrücken des Tages.
Die ersten Töne etwas brüchig, unsicher, das Gefühl, sie bleiben in meinem Hals stecken, können nicht frei werden. Stehen tu' ich mehr irgendwie als gut, ich fühle mich nicht im Lot. Ich suche den Kontakt zum Boden, zu meiner Basis. Ich atme aus, lasse den Atem wie einen Duft in mich einströmen. Der „Duftatem“ weckt meine Sinne, macht mich hell und wach, durchströmt mich. Im Ausatem schicke ich störende Tagesrelikte mit, lasse los, mache mich leer, um mich mit Köstlicherem zu füllen.

Ich versuche, meinen Unterkiefer und meine Zunge loszulassen, sich senken zu lassen – spielerisch singe ich kleinste Melodiemotive mit improvisierten Texten, die sich aufgrund ihrer Vokale und Konsonanten als günstig anbieten. Ich versuche mich immer mehr zu lassen, erzeuge zum Teil ein schläfriges Gefühl in mir, möchte gähnen, schmiege mich in meinen Nacken und singe mit diesem

Gähngefühl. Die hohen Töne danken es, sie gehen leichter und klingen reicher. Ich denke an etwas Schönes, das mir ein inneres Lächeln schenkt, welches sich hinter meinen Augen niederläßt und sie erfüllt. Der Klang wird heller.

Nochmals den Kiefer loslassen – zusammengebissene Zähne gehören hier nicht her – mit dem losgelassenen Kiefer vermag ich mich plötzlich wirklich in mir niederzulassen.
Ich spüre mein Becken, breit und kraftvoll, ich lasse mich auf meine Basis ein. Fülle das Becken mit meiner Kraft, meinem Atem, suche mich besser in den Füßen zu verwurzeln und von da aus mich neu aufrichten zu lassen.

Ich schmiege mich in meinen Hintergrund, mein Rücken wird wach und spürsam, ich zupfe meine Flanken, „aufwachen!", „weit werden", „durchlässig werden!".
Die Schultern lasse ich los, sind der Kiefer und die Schultern gelöst, sind auch meine Halsmuskeln entspannt und meine Kehle wieder frei. Mein Ausatem bringt meine Stimmbänder zum Schwingen – ich aber denke gar nicht an meine Kehle, sondern stelle mich „nur" mit meiner ganzen Person, meinem ganzen Leib zur Verfügung – bin wach und gelassen genug, um mich einem Strömen hinzugeben, um das Schwingen durchzulassen, meine Resonanzräume zur Verfügung zu stellen.

Meine Körperwandungen zeigen mir meine Grenzen, lassen mich mich selbst spüren, aber ich erlebe sie inzwischen als elastisch, in einer guten Spannung (eutonisch). Sie lassen mir genügend Raum und schenken mir gleichzeitig meine Gestalt. Es ist wie ein liebevolles Anstoßen, das mich für meine Gestalt wach macht.
Aber ich kann mich nur verströmen, ohne mich und damit auch sofort meine Stimme zu verlieren, wenn ich mich gut in mir verankere. Ich werfe meinen Anker aus in mein Hara, für das ich mehr und mehr geübt habe, seit ich erfahren hatte, wie sehr mir sein Anwenden im Gesang hilft.
Mit diesem Anker bleiben plötzlich die schmerzhaften Verspannungen in den rückwärtigen Zwerchfellspitzen aus. Wie oft habe ich mich ungewollt in meinem mittleren Rücken gehalten und fand keinen Weg, diese unangenehmen Spannungen aufzulösen.

Mit dem „angewandten Hara" (Elena Cardas) verschwinden nicht nur die Spannungen, die meinen Rücken wie in zwei Teile spalteten, sondern die Stimme gewinnt an Kraft, Volumen und gleichzeitig gelingt es mir plötzlich, Pianostellen viel leichter zu bewältigen. Alles scheint müheloser. Irgendwann fühle ich mich unendlich stimmig und wohl. Ich höre und sehe an den Augen meiner Lehrerin, daß die Stimme schön geworden ist. Die Tiefe glänzt dunkel und warm, die Höhe strahlt hell und frei. Und wie im Yin- und Yang-Symbol lebt in den tiefen Tönen etwas von einem Silberglöckchen, und sind die hohen Töne umhüllt von einem samtigen Hauch.

Die Übergange sind mühelos, weil alles strömt und fließt zu offener Geformtheit und geformtem Offensein.

Ich selbst fühle mich stark und durchlässig, voller Leben und dabei spürsam, wach und reaktionsfähig im künstlerischen Gestalten.

Meine Stimme steht mir zur Verfügung wie ein wohlbekanntes, kostbares Instrument. Ich selber stehe mir zur Verfügung. Und ich stelle mich selbst und mein Instrument der Musik zur Verfügung.

Ich lasse mich auf jeder Ebene ein – mit meiner leiblichen in der funktionalen Stimmgebung, mit meiner geistigen in der Sprache der Musik, der Worte – meine Seele aber schwingt in allem mit, schöpft aus der Quelle dieser Zeitkunst und füllt meinen Körper mit Licht und Leben.
Ich bin aufgehoben und eingebunden in etwas Größeres und gleichzeitig ganz bei mir.

Es war, als hätt' der Himmel
die Erde still geküßt ...

Der Weg in der Atembehandlung geht immer über die Wahrnehmung zunächst unbewußter Vorgänge. Vieles, was wir von Kindheit an an seelischen Traumata erfahren haben, hat sich in unseren Körper in Form von chronischer Muskelspannung, Rigidität und daraus resultierender Bewegungseinschränkung manifestiert.[10]

In unserer Arbeit versuchen wir, Körperspannungen und -blockaden zu lösen. Doch geht die Atemarbeit noch weit darüber hinaus.
In der Atembehandlung, dem Herzstück der Atemarbeit, begleitet der Lehrer einen Menschen auf dem Weg, sich im Atem selbst zu finden. Eine Voraussetzung für das Gelingen ist, daß der Atemlehrer/-therapeut „mit Hand und Herz" bei seinem Klienten ist, daß „die Durchlässigkeit des Herzens in die Hand" gegeben ist.
Nur mit dem Herzen ist es möglich, den Menschen in seiner Ganzheit wahrzunehmen als den, als der er gemeint ist.

Auf diesem Weg der Selbstfindung und „Heilung von innen heraus“ werden Störungen und Krankheiten, die ihren Grund in inneren und äußeren Fehleinstellungen haben, allmählich, beinahe unbemerkt abfallen.

Die Atemarbeit lehrt den Menschen, ja zu sich zu sagen, zu all den Facetten, die ihm durch den Atem gezeigt werden – ein Ja zum Leben, wie es ist.
Durch diese Akzeptanz kann das Tor zum beständigen Wandel sich öffnen. Dann ist der Mensch an den Atem angebunden, denn das Wesen des Atems ist die Wandlung – sich manifestierend im ewigen Ein und Aus und seiner Pause.

Besonders in der Atembehandlung geht es um eine stete Gratwanderung zwischen Innen und Außen. Ich als Behandelte begegne in meiner Sammlung und inneren Hinwendung den Händen des Behandelnden. Wo ich mich sammle, entsteht Öffnung, Öffnung ruft Atem hervor. Atem ist Schwingen – Schwingen zwischen Ich und Du.

Der Weg führt zu einer Durchlässigkeit. Äußerlich an den Grenzen meines Leibes, im Seelischen führt der Weg zu der Fähigkeit der Begegnung, der Öffnungs- und Hingabekraft, ohne mich selbst dabei zu verlieren in symbiotischer Auflösung.

... und meine Seele spannte weit
ihre Flügel aus
flog durch die stillen Lande als
flöge sie nach Haus.

Joseph von Eichendorff

In ihrem tiefsten Sinn kann die Atemarbeit uns nach Hause bringen, an die Urgründe unseres Seins und insofern ein Weg zu unserer re-ligio sein.

Aus der Erfahrung dieser „Rück-anbindung“, dieses Beheimatet-seins, wachsen uns Flügel der Seele und wir können Größe und Weite im Seelischen leben, sei es im Mut oder in der Liebe.
Gelingt es in der Atemarbeit, den oberen Raum (Brustraum, Herzmitte, Schultern, Kopf) mit dem unteren Raum (Erde, Vitalkraft, Mütterlichkeit, Hara) zu verbinden, dann können wir zu unserer Mitte finden und der Atem kann auf uns spielen wie der Wind auf den Feldern.

Vor diesem Hintergrund ist die Tatsache, daß ein Mensch zu mir in die Behandlung kommt, in ein ganz anderes Licht gerückt.

Daß dieser Mensch bereit ist, sich bei mir auf die Behandlungsliege zu legen, heißt, daß er zumindest für eine potentielle Wandlung bereit ist, daß er im Aufbruch ist – bewußt oder unbewußt. Ob die Zeit für die Wandlung reif ist, ist eine andere Frage. Der Klient ist bereit, sich zu öffnen, er läßt den Behandelnden wie in einem offenen Buch lesen, läßt sich von seinen Händen berühren, auch über die Atembewegung seine inneren Nöte und Ängste spüren. Hier geht es nur darum, wahrhaftig zu sein – aller Schein und alles So-seinwollen führt vom Eigentlichen weg. Dieses Sich-offen-legen gebietet den höchsten Respekt des Behandelnden vor seinem Klienten. Respekt vor dem anderen und Demut (ein aus der Mode gekommenes Wort) können den Therapeuten davor schützen, daß er der Hybris verfällt, manipulierend zu wirken mit der Fähigkeit, auf dem Ateminstrument des vor ihm Liegenden zu spielen. Frei zu sein von allem Manipulierenden ist ein Wesensmerkmal der Atemarbeit. Dafür braucht es Geduld und Bescheidenheit, um den Augenblick abwarten zu können, wo Wandlung aus sich selbst heraus geschieht.

Hier ein Zug, ein Dehnen, dort ein leichter Druck, das Begleiten des Ausatems, das Locken des Einatems, Grenzen zeigen, auf Atemräume aufmerksam machen, einladen, sie anzuschauen, zu bewohnen, Stockungen im Atem deutlich machen, wo ist das Durchschwingen behindert? ... Das Handwerkszeug dafür bilden lediglich die Hände des Therapeuten, die sich auf den Leib des Klienten legen, auf Antwort warten – angeschlossen an die Herzmitte des Therapeuten. Manches Mal können die Bewegungen minimal sein, dabei von feinster Qualität. Nicht die große Atembewegung ist gefragt, sondern die Präsenz und das gleichzeitige Lassen. Große Atembewegungen können oft von einem Notstand „erzählen“ ...

Wesentlich bei der Atembehandlung ist auch, daß dem Behandelten seine Stärken bewußt gemacht werden – Hilfestellung über das Heile in mir. Hat jemand zum Beispiel im Brustbereich keinen Atemraum, sondern Enge, eingeschnürte Ängste, ist stets zu fragen, wann man dort direkt behandeln kann, ohne ihn in noch größere Enge zu treiben. Stattdessen können allmählich die Reifen des „eisernen Heinrich“ abfallen, wenn die Kraft in der Basis zur Verfügung steht und genommen werden kann.

Der Moment des Sich-öffnens und Sich-zeigens, der manchmal viel Mut braucht, spielt auch in die Arbeit des Musikers hinein, sei es im pädagogischen oder künstlerischen Bereich.

„Den Anderen meinen"

Nur wenn der Musiker oder Schauspieler sich dem Publikum schenken kann und es gleichzeitig zu sich herannehmen kann, kann er es erreichen. Dann kann die Musik von mir zum Anderen und zurück schwingen, was im Atmosphärischen deutlich zu spüren ist. Dies gilt aber nicht nur für den Konzertsaal, sondern auch für den Musiksaal.

In dem Moment, in dem Schüler spüren, daß sie gemeint sind, daß sie gesehen werden und daß der Lehrer sich von ganzem Herzen ihnen zuwendet, können sie „abgeholt" werden.

Ich persönlich konnte erleben, daß das Peinliche, das Atemübungen für Schüler innerhalb eines Klassenverbandes haben können, abfiel und keine Rolle mehr spielte. Spürt der Schüler, daß Atem- und Stimmübungen etwas mit ihm persönlich zu tun haben, daß dadurch Bewegung ins Leben kommen kann und – ganz wichtig als Zünglein an der Waage – auch der Spaß und die Lust, dann fällt es ihm meist leicht, sich in Atem- und Gesangsprozesse einzulassen. Eine solche Erfahrung halte ich für eine äußerst kostbare Mitgift!

„Wo man singt, da laß Dich nieder, böse Menschen kennen keine Lieder"

Sprachen wir vorher unter anderem von chronischen Muskelspannungen, so spricht der Psychoanalytiker Wilhelm Reich hier von „Körperpanzerungen".[11] Er beschreibt sie als segmentartige muskuläre Einschränkungen, die den Menschen in seinen körperlichen und emotionalen Ausdrucksmöglichkeiten einschränken.

Der Stimmpädagoge Romeo Alavi Kia versucht innerhalb seiner Stimmbildungs- und Gesangsarbeit diese Körperschwingungen aufzulösen und somit die für die Entfaltung der Stimme notwendigen Resonanzräume aufzuschließen.

Er unterscheidet sieben verschiedene Bereiche (Segmente), in denen wir uns blockieren können und beschreibt auch ihre Auswirkungen auf die Stimmqualität. Auf einige Segmente werde ich weiter unten nochmals zu sprechen kommen.

Klar ist, je mehr es mir gelingt, Fehlhaltungen, Verkrampfungen und Fehlleistungen, die immer eine körperliche und eine seelisch-geistige Seite haben,

hinter mir zu lassen, desto durchlässiger wird mein Körperinstrument für den Atem, für das Strömen zwischen den drei Bereichen und das Schwingen der drei Atemsegel:
Kehle, Zwerchfell (diaphragma) und Beckenboden (diaphragma pelvis).

Steht mir die Kraft meines Beckens zur Verfügung, weil ich sie zu mir nehmen kann – statt von mir abzuschnüren – bin ich in meinem Hara verankert, und ist gleichzeitig mein Beckenboden in einer eutonen Spannung, dann kann mein Zwerchfell elastisch schwingen, reaktionsfreudig sein und somit meine Stimme sich entfalten, ohne durch falschen Druck strapaziert zu werden.

Aribert Stampa fragt in seinem Buch „Atem, Sprache, Gesang“: „Wie können wir aber die Zwerchfellkräfte üben, ausbilden, steigern?“ „... wir nehmen die Sprache zu Hilfe – und den Gesang. Die Sprache ist erfüllt von geistigen Werten und geistiger Kraft ... Der Gesang aber ist gesteigerte Sprache. Nur wenn sich eine größere Tiefe im Menschen öffnet, wenn er aus seiner gedämpften Alltagsverfassung heraustritt, kann sich das Sprechen zum Singen erheben.“[12]
Ein gut geschultes Zwerchfell ist unentbehrlich für gutes Singen und Sprechen. Andererseits wird „gerade durch die Pflege der Sprache und des Gesangs das Zwerchfell ausgebildet, der Sitz der Seele, wie die Griechen behauptet haben.“[13]

„Das Üben in der Gruppe“

An dieser Stelle möchte ich nun zu dem zweiten wesentlichen Grundpfeiler unserer Arbeit kommen:

Im Liegen, Sitzen oder Stehen arbeiten wir mit Atem, Bewegung und Stimme – oder ganz in die Stille uns versenkend. Das Gemeinsame und alles Verbindende bildet der Atem, der große Lehrmeister „des Lebens und des Sterbens“ (H. Richter).

Durch Bewegungsangebote üben wir unseren Leib, in den sich der Atem in seinem Rhythmus einfindet. Wesentlich ist es auch hier, zu einem „Geschehen-lassen“ zu kommen, dann kann die innere Bewegung sich im Äußeren zeigen, *ihren* Ausdruck finden. Also nicht eine diktierte Bewegungsabfolge, sondern eine vom inneren Atem getragene und entfaltete Bewegung, in der ich mich widergespiegelt sehen kann, mich erkennen kann, ist das Ziel.

Im Klang, in der Schwingung eines Vokals oder in der „unterschiedlichen Dichte des Widerstands durch einen Konsonanten werden Räume in unserem Innern eröffnet, durchströmt, gelöst und gestärkt“ (H. Richter).

Jeder Vokal hat seinen Vokalraum. Dieser kann besonders beim stillen, kontemplativen Tönen empfunden werden, denn „der Ton ist die lebendige Erscheinung des Atems, wie der Leib die des Menschen; der Ton ist der verkörperte Atem. So kommt es, daß schon die Vorstellung eines Tones eine beachtliche Einwirkung auf des Atems Kraft und Größe hat.“[14] Wie deutlich die Vokale ihren Raum finden können, das heißt der Vokalraum dem Atemschüler in seine Empfindung rückt, ist eine Frage der Durchlässigkeit und des geduldigen Übens.

In der Arbeit am Boden erfahren wir das Getragen-werden, das Abgeben und auch die Möglichkeit des lustvollen Spiels, einem Kinde gleich. Unser Kopf hat die dominante Funktion sichtlich abgegeben, wir sind aus der Vertikalen entlassen, in der wir uns zu „behaupten“ gelernt haben.
Hier gibt es eine Fülle von Angeboten für die Wirbelsäule, ihre Durchlässigkeit und Beweglichkeit, für den Kopf und das Becken.

„Das fröhliche Zwerchfell“

Das Zwerchfell ist der wichtigste Atemmuskel. Alle stärkeren seelischen Bewegungen schlagen sich in ihm nieder – weinen und lachen, stöhnen, seufzen, Erregung, Wut ...

Ein „fröhliches Zwerchfell“ ist eine wichtige Voraussetzung körperlicher und seelisch-geistiger Gesundheit.

Je kräftiger das Zwerchfell ist, um so besser wird die Lunge entfaltet, durchblutet, im Wachstum gefördert, um so besser strömt das Venenblut aus dem Bauchraum zum Herzen zurück, um so mehr wird das Herz entlastet. Wir haben also in erster Linie dafür zu sorgen, daß sich das Zwerchfell möglichst gut am Atmungsvorgang beteiligt ... wir müssen also den Atmungsantrieb vom Atemzentrum wirksam werden lassen. Den müssen wir abwarten. Dazu brauchen wir die Pause.[15]

Zu vermerken ist also das willkürliche „Luftholen“ mit den Brustmuskeln. Schon das Spüren, wie die kühle Luft in meine Nase eintritt und sich in meinem Körper als Atem entfaltet und mich bis in mein Becken hinein mit Atem füllt, kann hier helfen. Manchmal wird auch die Vorstellung, den Duft einer

Blume wahrzunehmen, gebraucht. Auch hier stellt sich sogleich ein anderer Einatem ein, zarter und doch intensiver.
Ein „fröhliches Zwerchfell“ ist voller Elastizität, das heißt entspannt, kräftig, beweglich und reaktionsfreudig.

Die kathartische Wirkung, die die Griechen mit ihrem Theater anstrebten, stand sicher auch damit in Zusammenhang, daß Emotionen, die ausgelebt und gelöst werden können, im Lachen und Weinen das Zwerchfell wieder lösen und entspannen.

Die Atemmittellage beim Sprechen und Singen

In jeder Lunge – so wurde festgestellt – ist genügend Luft vorhanden, um ohne spezielles vorhergehendes Luftholen mit dem Sprechen oder Singen zu beginnen.

Coblenzer betont in diesem Zusammenhang die wesentliche Rolle der Atemmittellage, in welche die einzelnen Atemzüge während der Ruheatmung immer wieder zurückfinden. Atemmittellage entspricht der Balance zwischen den Kräften, die jeweils für die Ein- und Ausatmung verantwortlich sind. Die Mittellage ist demnach nicht starr, sondern verschiebt sich nach oben oder unten, je nachdem, wie der Mensch liegt, sitzt oder geht – und in welcher psychischen oder geistigen Verfassung er ist.[16]

Für den Beginn des Sprechens oder Singens gewährleistet die entsprechende geistige Zuwendung die jeweils notwendige Erhöhung der Atemmittellage und damit den ausreichenden Atem, der für die Stimmgebung notwendig ist.

Coblenzer betont nochmals, wie wichtig es ist, zwischen dem Luftholen und dem Zu-Luft-kommen unterscheiden zu können. Eine Differenzierung, die jeder Atemschüler lernt! „Wir lassen den Atem kommen, wir lassen ihn gehen und warten, bis er von selbst wiederkommt.“[17]
Dagegen trifft man beim Luftholen selten das richtige Quantum, der fließende Atem wird plötzlich blockiert.

Wird der fließende Atem nicht blockiert, fein und ökonomisch dosiert (den Anforderungen und Aufgaben angepaßt), dann fühlt man sich auch nicht bedrängt und muß nicht unter dem einengenden Ausatmungsdruck gestalten. Dann ist Raum für das „inhalare la voce“, welches die alten italienischen Gesangslehrer von einer schönen Stimme forderten.

Für den Gesang ist die Zwerchfellfunktion von entscheidender Bedeutung. Sie garantiert die sogenannte „Atemstütze". Coblenzer spricht im Idealfall von einer inspiratorischen Spannung während der Phonationsphase. Was heißt das?

Sprache und Gesang ertönen im Ausatem, also während der Phase, zu der das Zwerchfell in seine Ausgangslage zurückschwingt.
Mit einem leicht wegsackendem Atem kann man nicht über lange Phrasen tönen. Andererseits hilft Tönen den Ausatem zu längen, ebenso wie Bewegungen, die mit dem Atem verbunden sind.
Halten wir fest: Im Einatem strömt Luft ein, im Ausatem strömt Luft aus. Die Phonation geschieht in der Exspirationsphase. Damit ein Ton weiter schwingen kann, müssen die Ausatmungskräfte gezügelt werden, muß also eine inspiratorische Gegenspannung erzeugt werden.
Es handelt sich um einen Balanceakt zwischen den noch tätigen Einatmungsmuskeln und den schon wirksamen Ausatmungsmuskeln. „Der Brustkorb bleibt dabei geweitet, die Lunge gedehnt, und die Atemluft steht für die Umwandlung in Klangleistung zur Verfügung".[18] Coblenzer erwähnt hier den Begriff der „elastischen Spannhalte", den er dem Wort „Tonstütze" vorzieht.

Immer wieder wurde in unserer Atemarbeit die Wechselbegrenzung zwischen unserer Mundhöhle und der „Höhle" unseres Bauchbeckenraumes erlebbar und bewußt. Diese Wechselbegrenzung in die Empfindung rufen zu können, ist wesentlich, um in aller Freiheit die Endfülle des Einatems zu erleben – und weiter, um vorbehaltlos die Weite des geöffneten Beckens als Impulsansatz für das Tönen, für die Stimme, unsere Sprache und unseren Gesang zulassen zu können.

Ich nehme die Fülle des Einatems mit hinüber in den Beginn des tönenden Ausatems. Dabei ist wesentlich, meinen Schwerpunkt in der Basis, im Wurzelquadrat, im „angewandten Hara" (Elena Cardas) zu spüren.

Durch die hinübergenommene Weite des Einatems in den Ausatem und durch das Verwurzeln in der Basis wird das Stützen der Stimme und gleichzeitig der weiche Stimmeinsatz ermöglicht. Das heißt wir können dadurch den harten Glottiseinsatz vermeiden, denn „jeder Vokal hat seine Wurzel im Hauch" (Ilse Middendorf).
Sind die Vokale „u" und „o" im Bauch- und Beckenraum beheimatet, bekommen die Vokale „i", „e" und „a" ihren inneren Glanz durch ein inneres Lächeln hinter den Augen – und die Stimme ihre Helligkeit.

Durch die Übung des „Duftatems" öffne ich mich in meinem Augen-Stirn-Bereich, dem occularen Segment. Ich werde präsent in diesem Raum. Damit einher gehen eine Vielzahl fein abgestimmter Muskelspiele.
Die kühle Luft, die durch die Nase einströmt, kann ihren Raum im Leib als Atem nehmen. Die Kuppel des Kopfes, die in die Empfindung rückt, hat ihre Entsprechung im unteren Raum. So wird der Atem gleichermaßen seinen Raum in der Tiefe finden, und sich dadurch letztendlich Stimmvolumen und Wärme mit Leichtigkeit und Helle der Stimme verbinden.

Zum Abschluß möchte ich darauf hinweisen, daß die Auswahl von Übungen und Übungssequenzen, um das Körperinstrument Stimme zu „stimmen", jeweils von der Befindlichkeit des Schülers abhängen, von seinen Stärken und Schwächen, seinen Bedürfnissen und Spannungszuständen.

„... und jede nimmt und gibt zugleich und strömt und ruht"

Mit dem „römischen Brunnen" von Conrad Ferdinand Meyer möchte ich nochmals ins Bild rücken, wie die Atemarbeit im Grunde ein „Atemspiel" ist – ein ständiges Wechselspiel, nie aber eine „Einbahnstraße."
Eines bedingt das Andere – immer wieder klang dies an.

Arbeite ich an meinem Beckengrund, seiner Spannkraft, Elastizität und Fülle, überträgt sich dies auf mein Zwerchfell (siehe oben) – arbeite ich an meinem Zwerchfell, um es neu zu beleben, kann dies ein Schlüssel werden, der mir das Becken aufschließt.
Versuche ich mich in meinem Kiefer loszulassen, kann sich mir mein Beckenraum erschließen. Steht mir dieser zur Verfügung mit all seiner vitalen Kraft, habe ich in ihm mein Fundament, muß ich mich nicht mehr im oberen Bereich festhalten.
Dann stehen mir die Mund- und Rachenhöhle sowie der Kopfgrund (die Schädelbasis mit dem Unterkiefer) „für die Durchgestaltung in Wort und Ton zur Verfügung ... Es ist der Atem, der in seiner Bewegung Beckenraum und Kopfgrund und damit das Kleinod der Kehle verbinden muß. Lippen, Zunge und Rachen bilden im warmen, weitenden Strom der Atemkraft des unteren Leibraums den gelösten Ton, das weitschwingende Wort, die den Mitmenschen erreichen und mit dem Partner in Kommunikation treten lassen."[19]

Kann ich meinen Atem mit all seinen Lichtfacetten spielen lassen, findet dies seinen Ausdruck immer auch im Leben, in der Art wie ich mit mir, meinen Mitmenschen, meinen Aufgaben umgehe. Gewinne ich neue „Lebensräume" – widerspiegelt sich das in meinem Atem für den, der ihn lesen kann.
„Wenn sich ein Raum in den anderen öffnet und ein strömendes Einverstandensein zwischen beiden entsteht, haben wir einen Teil mehr von unserer Ganzheit zurückgewonnen"... Die in- und miteinander schwingenden Räume offenbaren sich im Klang der Stimme.[20]

Der römische Brunnen

Aufsteigt der Strahl und fallend gießt
er voll der Marmorschale Rund,
die, sich verschleiernd, überfließt
in einer zweiten Schale Grund;
die zweite gibt, sie wird zu reich
der dritten wallend ihre Flut,
und jede nimmt und gibt zugleich
und strömt und ruht.

Conrad Ferdinand Meyer

Anmerkungen

1 Herta Richter, Atemerfahrung und Sexualität, ein Vortrag vor der AFA 1997
2 ebd.
3 Karlfried Graf Dürckheim, Hara, die Erdmitte des Menschen, S. 73
4 Romeo Alavi Kia, Stimme, Spiegel meines Selbst, S. 37 ff
5 Engert Timmermann Gabriele, Atem und Stimme – Spiegel des Inneren in: Kraus Werner, Die Heilkraft der Musik. Beck, München 1998, S. 86
6 Elisabeth von Schöfer-Salzmann, Heilung durch Bewegung, S. 30
7 in: ebd., S.144
8 Herta Richter, Atem und Sexualität, s.o.
9 Elisabeth von Schöfer-Salzmann, Heilung durch Bewegung, S. 32
10 Ulla Lorenz, Begegnung in der Atemarbeit, AFA-Diplomarbeit, Oktober 1992, S. 9
11 Wilhelm Reich, Charakteranalyse, Köln 1989, S. 372 ff
12 Aribert Stampa, Atem, Sprache und Gesang, Vortrag vom 15.09.1975, erschienen in „die Heilkunst" 1958
13 Aribert Stampa, Atem, Sprache und Gesang, Vortrag vom 15.09.1975, erschienen in „die Heilkunst" 1958
14 Aribert Stampa, Atem, Sprache und Gesang, s.o.
15 Aribert Stampa, Atem, Sprache und Gesang, s.o.
16 Coblenzer/Muhar, Atem und Stimme, S. 16 ff
17 Ilse Middendorf, Der erfahrbare Atem, S. 27
18 Coblenzer/Muhar, Atem und Stimme, S. 68
19 Ilse Middendorf, Der erfahrbare Atem, S. 146
20 Herta Richter, Atemerfahrung und Sexualität

Literatur

Alavi, Kia Romeo: Stimme – Spiegel meines Selbst. Aurum Verlag, Braunschweig 1991.

Cardas, Elena: Atem-Lebenskraft befreien. Gräfe und Unzer Verlag, ort???

Coblenzer/Muhar: Atem und Stimme. Österreichischer Bundesverlag, Wien 1976.

Dürckheim, Graf Karlfried: Hara – die Erdmitte des Menschen, Otto Wilhelm Barth Verlag, Bern/München/Wien 1999.

Kraus, Werner: Die Heilkraft der Musik, Verlag C. H. Beck, München 1998.

Lorenz, Ulla: Begegnung in der Atemarbeit. Diplomarbeit zur Prüfungsvorlage bei der AFA. Oktober 1992 (s. S. 99–117 in diesem Band)

Middendorf, Ilse: Der erfahrbare Atem. Eine Atemlehre. Junfermann Verlag, Paderborn 1984.

Richter Herta: Atem und Sexualität, Vortrag bei der AFA Tagung 1997.

Schmitt, Johannes Ludwig: Das Hohelied vom Atem. Selbstverlag, München 1966.

v. Schöfer-Salzmann Elisabeth: Heilung durch Bewegung. Pfeiffer-Verlag, München 1985.

Stampa, Aribert: Atem, Sprache und Gesang. Bärenreiter Verlag, Kassel 1956.

Begegnung in der Atemarbeit*

Ulla Lorenz

Im Ein
die Vielfalt der Form
Erfahrung der Weite von Raum
Werden – aus der luftigen Vermählung
von Körper und Geist
Lust an der Schöpfung
von neuer Gestalt –

Im Aus
liegt die Lösung
das Gehen
der Tod
Nichts des eben Gewonnenen
folgt mir in diesen Bereich
Entwerdung im alles aufnehmenden Grund

Die Pause jedoch erst macht das Ganze vollkommen
oh welch Entzücken
welch Friede
welch Stille
welch reine Präsenz

Doch es gibt kein Verweilen
im Einen
im Andern
was einzig beständig ist Wandel

*Diplomarbeit Atemtherapie AFA Juni 2002 Arbeits- und Forschungsgemeinschaft für Atempflege e.V.

„Nur die wahre Begegnung erlöst. Lehre das und unter deiner Hand werden die Körper neu geboren.“ (Friedrich Weinreb)
Begegnung ist nicht etwas, was sich auf Atemarbeit beschränken läßt, es ist vielmehr ein Phänomen, das sich in den verschiedensten Lebensbereichen zeigt. Atemarbeit ist auch nichts vom Leben Losgelöstes, sondern Umgang mit dem Lebendigen schlechthin. Mir geht es darum zu zeigen, wie sich Begegnung in der Atemtherapie darstellt und auf welch verschiedenen Ebenen wir begegnen können. Begegnung meint eine ganz bestimmte Art der Kommunikation, des Miteinanderseins zwischen Menschen, aber auch vom Menschen zu einem unpersönlichen Gegenüber wie zum Beispiel dem Raum oder der Natur. Begegnung mit einem wie immer gearteten Du bedeutet dabei immer eine Öffnung zu diesem Du hin und ermöglicht eine Begegnung mit sich selbst im Sinne einer Selbst-Erfahrung, einer Wahrnehmung des eigenen Wesens als Voraussetzung zu größerer Bewußtheit und Ganzheit. Begegnung über den Atem heißt Begegnung mit den Grundgesetzen des Lebens, deren Kenntnis und Erfahrung, sowie ihr Annehmen Voraussetzung für ein Leben in Frieden und Liebe ist.

Das Modell Petersen

Peter Petersen gibt in seinem Buch „Der Therapeut als Künstler“ ein sehr schönes Modell der verschiedenen Kommunikationsmöglichkeiten in einer Therapiesituation. Petersen ist Arzt und Psychotherapeut, kommt also von einer Therapieform her, deren eigentliches Instrumentarium das Wort ist. Er hat sich aber auch viel mit den unterschiedlichsten Formen der Leibarbeit beschäftigt, sei es in eigener Erfahrung als auch in Zusammenarbeit mit verschiedensten Leibtherapeuten. Ich möchte seinen Ansatz im Überblick vorstellen und seine Anwendbarkeit in der Atemtherapie aufzeigen. Petersen unterscheidet drei unterschiedliche Kommunikationsweisen zwischen Therapeut und Patient:

Übertragung
Unter Übertragung versteht man das Delegieren von eigenen Wünschen, Erwartungen, Ideen, Ängsten an den Partner, ohne sich dessen bewußt zu sein. Zugrunde liegen meist nicht verarbeitete, verletzende Begebenheiten aus der Geschichte des Patienten, die nun auf die gegenwärtige Situation und den Therapeuten projiziert werden. Kennzeichnend für den Prozeß der Übertragung ist, daß der jeweilige Partner nicht mehr als eigenständige Person wahrgenommen werden kann, ja man kann sogar so weit gehen zu sagen, er existiert als Person überhaupt nicht.

Übertragung ist ein ganz normaler Vorgang in jedem therapeutischen Prozeß; die Aufgabe des Therapeuten liegt darin, sie aufzuzeigen, durchschaubar zu machen und damit die Voraussetzung für ihre Lösung zu schaffen. Reagiert der Therapeut unreflektiert im Sinne der ihm zugedachten Übertragung, so entsteht die sogenannte Gegenübertragung. Voraussetzung für echte Begegnung ist die Aufhebung von Übertragung und Gegenübertragung.

Solange der Patient sich im Stadium der Übertragung befindet, sieht er im Therapeuten häufig den Übermenschen und Wunderheiler, oder aber er bringt ihm negative Gefühle und Verachtung entgegen. Für den Therapeuten gilt es dabei, einerseits die Omnipotenzprojektionen des Patienten nicht zu den eigenen Vorstellungen werden zu lassen, andererseits bei der Übertragung negativer Emotionen und Impulse in der Liebe zum Patienten zu bleiben.

Die Lösung der Übertragung liegt darin, daß der Patient fähig wird, die Gefühle und Handlungsimpulse aus der Übertragungssituation als seine eigenen zu erkennen und wieder zu sich zurückzunehmen.

Beziehung

Eine andere Kommunikationsweise zwischen Menschen, in unserem Fall zwischen Atemlehrer und Schüler, finden wir in der Beziehung. Beziehung ist das, was üblicherweise zwischen Therapeut und Patient stattfindet. Ein Patient kommt mit einem Problem z. B. Atemnot, Herzrhythmusstörungen, Depressionen zum Therapeuten, mit dem Wunsch nach Beseitigung dieses Problems. Ist dieses Ziel erreicht, ist die Beziehung beendet. Ein weiteres Kennzeichen der therapeutischen Beziehung liegt in ihrer Einseitigkeit, die sich schon im Wort Beziehung zeigt: Ziehen und Gezogen-werden. Die Richtung der Kommunikation geht nur in eine Richtung.

Der Beziehung werden die Attribute Mitmenschlichkeit, Solidarität, Wärme, Vertrauen, Sympathie zugeordnet.

Hier haben wir es bereits mit einem viel bewußteren Umgang der beiden Partner miteinander zu tun, doch fehlt es der Beziehung an Offenheit.

Begegnung

Mit dieser dritten Form der Kommunikation zwischen Therapeut und Patient sind wir beim eigentlichen Thema dieser Arbeit angelangt. Was unterscheidet die Begegnung so sehr von den anderen Weisen des Zusammenseins:

Begegnung heißt immer Du und Ich und zwar Du als Du selbst und Ich als Ich selbst. Schon im Wort Begegnung wird das Gegenübersein angesprochen, das das Andere schlechthin meint. Nehme ich mein Gegenüber in seinem Du-Sein, das meint sein Anderssein wirklich wahr, werde ich unmittelbar auf meine Selbständigkeit, mein Alleinsein, meine Einsamkeit zurückgeworfen. Ist es möglich, den anderen wirklich wahr- und anzunehmen, tritt ein Gefühl der Isolation nicht auf. Begegnung bedeutet Konfrontation in höchstem Maße, doch die Grundlage dafür ist die Liebe, es ist eine Konfrontation in Liebe.

Begegnung ist gekennzeichnet durch Offenheit. Wage ich eine offene Begegnung, begebe ich mich auf ein Abenteuer, dessen Ausgang ich nicht voraussehen kann. Die Offenheit betrifft beide Teile; aus echter Begegnung erwächst Wandel für den Patienten und auch den Therapeuten.

Davon zu unterscheiden ist die Manipulation. Der Manipulator entwickelt ein menschenkundliches Konzept, das er dem Patienten überstülpt. Der Andere wird hier ebenfalls nicht wirklich wahrgenommen, vielmehr ist jedes Mittel recht, ihn einer bestimmten Vorstellung ähnlich zu machen.

Frage an Herrn K.: „Was tun Sie, wenn Sie einen Menschen lieben?"
„Ich mache einen Entwurf von ihm", sagt Herr K., „und sorge, daß er ihm ähnlich wird!"
„Wer? Der Entwurf'?"
„Nein", sagt Herr K., „Der Mensch."

(Brecht, Kalendergeschichten, S. 106)

Weitere Merkmale des Manipulators sind Distanz zum Patienten, die ihm die nötige Objektivität verschafft, Bedürfnis nach Sicherheit und Ablehnung von Subjektivität. Probleme sind Störungen und Abweichungen und sollen in Richtung Norm verändert werden. Hingegen muß der Liebende sein menschenkundliches Konzept immer neu entstehen lassen; das Menschenbild des Therapeuten, seine Zukunftsvorstellungen können blockierend wirken (vgl. Petersen, Der Therapeut als Künstler S. 64 ff.) „Du sollst Dir kein Bildnis machen", heißt es in der Bibel. Jedes Bild, das wir von einem anderen Menschen entwickeln, und das tun wir ständig, ist immer ein Hindernis für wahre Begegnung, ist immer etwas, das sich zwischen uns und den anderen stellt.

Wie schwer ist es, in eine Begegnung immer ganz neu hineinzugehen, ohne die Vorstellung, ein Mensch oder eine Sache seien so oder so beschaffen. Auch in der Atemtherapie kann es wie in jeder anderen Form von Therapie zu Manipulation kommen, wenn sie auch nicht immer auf den ersten Blick als solche zu erkennen ist. Der Behandler kann zum Manipulator werden, wenn der Fluß von Kopf zur Hand kurzgeschlossen ist, das heißt die Hand findet ihren Platz allein aufgrund von intellektueller Überlegung und Anwendung eingelernter technischer Griffe. Es ist keine Behandlung mehr von seiner eigenen Mitte zur Mitte des Patienten. Diese Gefahr besteht, wenn der

Therapeut seine eigene Mitte, vor allem die des Herzens, zu wenig entwickelt hat. Das machende Ich steht noch zu sehr im Mittelpunkt. Das entseelte Anwenden von Griffen kann zwar Atemreaktionen hervorrufen, wird aber nie den Menschen in seiner Tiefe erreichen, was Voraussetzung zur Wandlung ist. Weitere Elemente dessen, was Petersen unter Begegnung versteht, werden später gleich in Bezug zur Atemarbeit vorgestellt.

Begegnung bei Martin Buber

Nach Buber gibt es für das Ich zwei Möglichkeiten des Bezugs, zwei verschiedene Haltungen zur Welt: Ich-Du und Ich-Es. Das Ich im Verhältnis Ich-Du ist ein anderes als das Ich im Ich-Es. Das Ich des Menschen existiert nur im Ich-Es oder Ich-Du Bezug, für sich allein kann es nicht stehen.
Die Welt des Ich-Es ist die Welt der Erfahrung; ich erfahre etwas. Es ist aber auch der Bereich all derer Tätigkeiten, die ein Etwas zum Gegenstand haben wie z. B. Ich will etwas, ich sehe etwas, ich empfinde etwas. Im Ich-Es Bezug wird alles, was uns begegnet, zum Gegenstand verdinglicht.
Davon zu unterscheiden ist die Welt der Beziehung (Anmerkung: Buber versteht unter dem Begriff Beziehung das, „was Petersen mit Begegnung meint), die dem Ich-Du angehört. Buber unterscheidet drei Sphären der Welt der Beziehung: die der Natur, Beziehung mit den Menschen und Beziehung zu überweltlichen Wesenheiten.
Die zwiefältige Haltung des Menschen gegenüber der Welt erläutert Buber am Beispiel der Betrachtung eines Baumes, das ich trotz seiner Länge als Ganzes zitieren möchte:

Ich kann ihn als Bild aufnehmen: starrender Pfeiler im Anprall des Lichts, oder das spritzende Gegrün von der Sanftmut des blauen Grundsilbers durchflossen.
Ich kann ihn als Bewegung verspüren: das flutende Geäder am haftenden und strebenden Kern, Saugen der Wurzeln, Atmen der Blätter, unendlicher Verkehr mit Erde und Luft – und das dunkle Wachsen selber.
Ich kann ihn in einer Gattung einreihen und als Exemplar beobachten, auf Bau und Lebensweise.
Ich kann seine Diesmaligkeit und Geformtheit so hart überwinden, daß ich ihn nur noch als Ausdruck des Gesetzes erkenne – der Gesetze, nach denen ein stetes Gegeneinander von Kräften sich stetig schlichtet, oder der Gesetze, nach denen die Stoffe sich mischen und entmischen. Ich kann ihn zur Zahl, zum reinen Zahlenverhältnis verflüchtigen und verewigen.
In all dem bleibt der Baum mein Gegenstand und hat seinen Platz und seine Frist, seine Art und Beschaffenheit.

Es kann aber auch geschehen, aus Willen und Gnade in einem, daß ich, den Baum betrachtend, in die Beziehung zu ihm eingefaßt werde, und nun ist er kein Es mehr. Die Macht der Ausschließlichkeit hat mich ergriffen.
Dazu tut nicht not, daß ich auf irgendeine der Weisen meiner Betrachtung verzichte. Es gibt nichts, wovon ich absehen müßte, um zu sehen, und kein Wissen, das ich zu vergessen hätte. Vielmehr ist alles, Bild und Bewegung, Gattung und Exemplar, Gesetz und Zahl, mit darin, ununterscheidbar vereinigt. Alles, was dem Baum zugehört, ist mit darin, seine Form und seine Mechanik, seine Farben und seine Chemie, seine Unterredung mit den Elementen und seine Unterredung mit den Gestirnen, und alles in einer Ganzheit.
(Buber, Ich und Du S. 13 f.)

Buber spricht hier von der Betrachtung eines Baumes, gleichwohl ist die Art und Weise der Wahr-Nehmung auf die Atemtherapie übertragbar. Wir nehmen den Menschen in seiner körperlichen Beschaffenheit, seinem Muskeltonus, dem Bau seiner Wirbelsäule mit eventuellen Veränderungen, das Gewebe, seine Haltung und Bewegungen wahr, zugleich sehen wir ihn in seiner psychischen Seinsweise, mit seinen seelischen Verletzungen und neurotischen Störungen. Aber nicht nur Krankhaftes begegnet uns, auch die Schönheit und Einzigartigkeit eines jeden offenbart sich uns. Es zeigt sich die ganz individuelle Ausprägung des allgemein menschlichen Phänomens des Atems, das heißt, durch den Einzelnen werden die allgemeinen Gesetze offenbar. Als Atemtherapeuten wollen wir den Menschen in seiner Ganzheit erfassen und je mehr wir dabei auch im Einzelnen zu sehen in der Lage sind, umso besser; doch sollte immer bewußt bleiben, daß das Ganze mehr ist als die Summe seiner Teile. Wir dürfen das Staunen nicht verlernen, das Berührtsein von dem, was es heißt ein Mensch zu sein.
In der Begegnung mit einem Du entwickelt sich das Ich des Menschen. Begegnung reiht sich an Begegnung, und langsam, von Mal zu Mal mehr, klärt sich das Bewußtsein über den Teil, der dabei mehr oder weniger konstant bleibt: das Ich. Der Mensch ist das gegenüberseiende Wesen (Buber). Das Gegenübersein gehört zur menschlichen Grunderfahrung und Grundbedingung unseres Seins. Ohne ein Gegenüber ist keine Entwicklung möglich. Säuglinge, die nur gepflegt werden, aber kein Gegenüber erfahren, sterben. Das Gegenüber kann, wie Buber am Beispiel des Baumes zeigt, nicht nur den Menschen, sondern alle Wesen, die Natur, die Erde, den Himmel, ja auch das, was wir gewöhnlich mit Gott bezeichnen, meinen. Im Gegensatz dazu sind die Tiere, die Teil der Welt sind, ungetrennt. In diesem Gegenüberstehen wurzelt die Polarität. Im Schauen eines Gegenüber zeigt sich mir sein Wesen, einzigartig, losgelöst und gegenwärtig. In jeder Beziehung zu einem Du, schimmert ein anderes, ewiges Du hindurch. „Die verlängerten Linien der Beziehung schneiden sich im ewigen Du.“ (Buber, Ich und Du, S. 91)

Begegnung in der Atemarbeit

Das Herz als Mitte der Begegnung

Als Mitte der Begegnung, als Mittlerorgan zwischen allen Ebenen und Kräften im Menschen, nennt Petersen das Herz.
In der Atemtherapie kennen wir verschiedene Mitten und ihre unterschiedlichen Qualitäten. Mitte ist ein topographisch nicht festzulegender Ort, ihre Qualität ist mehr dynamischer als statischer Natur.
Hara – die Erdmitte des Menschen, Sitz des Kollektiven, der Vitalität, des Erdhaften, aber auch Ursprung des Triebhaften, der Sexualität. Der Harabereich ist Sitz der Lebenskraft. Das Angeschlossensein an diese Mitte bewirkt ein Getragensein, ermöglicht es im Leben zu stehen, seinen Anstürmen standzuhalten. Dieser Mitte wenden wir vor allem zu Beginn einer Arbeit am Atem viel Aufmerksamkeit zu. Hier muß zuerst eine Basis geschaffen werden, die dem Menschen ermöglicht, sich vertrauensvoll loszulassen.
Mitte im Bereich des Plexus solaris: Diese Mitte ist eine mehr persönliche im Gegensatz zur kollektiven des Beckenraumes. Hier ist der Sitz der Ich-Kräfte, was nicht gleichzusetzen ist mit dem Ego. Die Solarplexusmitte ist gleichsam die Mitte der Mitten, sie bildet das Verbindungsstück zwischen „oberem" und „unterem" Menschen, zwischen Herz- und Harabereich.
Herzmitte: Sie ist der leibliche Ort, gleichsam die Materialisation von Liebe und Güte. Zugleich aber ist der obere Bereich im Menschen stark dem Müssen, der Forderung, dem Sollen zugeordnet. Je mehr der Mensch unter Druck und Leistungsanforderung steht, desto mehr rutscht der Atem hinauf. Ich habe zur Zeit einen 12-jährigen Knaben in Behandlung, der durch die schwierige Situation in der Familie und durch die Anforderungen in der Schule in höchstem Maße unter Druck steht. Die leibliche Antwort des Kindes auf diesen Druck ist ein geräuschvolles Hochziehen des Atems in den oberen Brust- und Schulterbereich, verbunden mit Zuckungen in der Hals- und Kopfregion.
Die Entfaltung und Kräftigung der einzelnen Mitten, so wie der Zugang zu den diesen Bereichen innewohnenden Kräften, bedingen sich gegenseitig. Menschen, die Harakraft ohne die Verbindung mit der Herzkraft leben, stehen häufig fest und energievoll im Leben, doch fehlt es ihnen an Weichheit und Güte. Reagieren wir nur von unserer Herzmitte aus auf die Welt und die Menschen, geht uns irgendwann die Kraft aus, das Herz allein kann das nicht tragen. Um kraftvoll zu sein, sind die anderen Mitten unbedingt nötig. Da Mitte immer etwas Dynamisches ist, kann man sich auch nicht auf einmal Erfahrenes berufen, sondern muß sie immer wieder neu erfahren, stellt sie sich immer wieder anders dar.

Fallbeispiel: Die Patientin kam mit heftigen Anfällen von Tachykardien und Herzrhythmusstörungen in Behandlung. Auffallend war die starke Erregbarkeit im Herzbereich, der ein völliges Fehlen der Kraft aus dem Beckenbereich gegenüberstand. Die Herzsensationen bildeten sich in dem Maß zurück, als es möglich war, die Basis zu stärken.

Die Qualität einer Atembehandlung liegt u. a. an der Durchlässigkeit des Herzens in die Hand. Ist diese Durchlässigkeit nicht gegeben, bleibt die Berührung ohne Kraft. Ort in der Hand ist dabei hauptsächlich die Mitte der Handfläche. Voraussetzung dafür, daß der Patient die Herzkraft des Therapeuten erfahren kann, ist der gute Kontakt der Hand zum Leib des Patienten. Die Öffnung der Achselhöhle, der Ellenbeuge in die Handfläche ermöglicht den Anschluß an die Mitte, den Rücken und die Herzkraft. Die traditionellen Handhaltungen des Segens zeigen diese Zusammenhänge. „... Be-Handlung heißt also: Die Fülle des Herzens strömt in die Hand, um dort gebündelt und kunstvoll zu wirken....“ (Petersen, Der Therapeut als Künstler, S. 65). Die Fülle der Hand speist sich aus der Fülle des Herzens, solange Kopf, Herz und Hand des Therapeuten eine Einheit sind und solange der Therapeut den Dialog von seiner Mitte zur Mitte des Patienten fließen läßt – in Gegenseitigkeit – solange ist die Behandlung eingeordnet. Diese Ordnung ist zerspalten, wenn das fühlende Herz des Therapeuten als Zentralorgan fehlt. (Vgl. Petersen, a.a.O.). Nur mit dem Herzen ist es möglich, den Menschen in seiner Ganzheit wahr-zu-nehmen. Entwicklung des Atems bedeutet immer Entwicklung der Herzkraft.

Das Geheimnis der goldenen Blüte (Hg. R. Wilhelm):
„Je feiner der Atem geht, desto feiner arbeitet das Herz“.
Antoine de Saint Exupery: „Man sieht nur mit dem Herzen gut. Das Wesentliche ist für die Augen unsichtbar.“
„Aber die Augen sind blind, man muß mit dem Herzen suchen.“
Novalis: „Das Herz ist der Schlüssel der Welt und des Menschen.“

Begegnung in der Atembehandlung

Begegnung stellt sich in der Atembehandlung auf sehr verschiedene Weise und auf sehr verschiedenen Ebenen dar. Das Gegenüber des Lehrers ermöglicht dem Schüler eine Begegnung mit sich selbst über das Medium des Atems.

Begegnung mit meinem Körper bzw. Leib

„Der Weg des Leibes, des Lebens ist dieser Weg von außen hinein ins Wesen, hinein in die Wahrheit und das *ganze* Leben."(Weinreb, Leiblichkeit, S. 116) Diese Erfahrung steht immer am Beginn des Atemweges, ist aber auch später ein bleibender Bestandteil. Der Körper, der zunächst in seiner Beschaffenheit, seinem Tonus, seiner Befindlichkeit, seiner Belebtheit überhaupt erst wahrgenommen werden muß. Viele der Menschen, die zur Atemtherapie kommen, haben jedes Gefühl, jede Empfindung für ihren Körper verloren. Der Weg in der Atembehandlung geht immer über die Wahrnehmung zunächst unbewußter Vorgänge. Vieles, was wir seit Kindheit an seelischen Traumen erfahren haben, hat sich in unserem Körper in Form von chronischer Muskelspannung, Rigidität und daraus resultierender Bewegungseinschränkung manifestiert. Die Lösung körperlicher Verspannungen und Gehaltenseins bringt häufig ein Auftauchen verdrängter Gefühle mit sich. In der Arbeit am Atem wandelt sich die Beziehung zum Körper, aus dem Körper, den ich habe, wird der Leib, der ich bin (Dürckheim). Durch das Erleben, daß eine Verspannung nicht einfach nur ein Hypertonus eines Muskels ist, sondern daß immer ich es bin, der in einem Körperteil angespannt ist, daß ich mich darin lösen muß, wächst langsam das Empfinden dafür, daß der Leib das Haus ist, das wir bewohnen und für das wir verantwortlich sind. Wir erfahren Freude und Lust, aber auch Schmerz und Begrenzung. Nicht immer ist es möglich, alle Ver- und Behinderungen zu lösen, oft ist der Atem eine wertvolle Hilfe, körperliche Grenzen und Einschränkung anzunehmen. Zentral für die Entfaltung des Atems ist die Entwicklung und das Bewußtmachen von Körperräumen, die Atemräume sind.

Begegnung mit meinen Gefühlen

„Der Atem ist die Ampel des Herrn, sie leuchtet in alle Ritzen" (Luther). Die Verdrängung unerwünschter Gefühle ist immer mit einer Einschränkung des Atems verbunden und umgekehrt kann der Atem Gefühle wieder ans Tageslicht bringen. Verdrängtes sucht sich einen Weg an die Oberfläche. Alte Verletzungen kommen hoch, doch ist es nicht nötig, wie in den meisten Psychotherapien, daß wir für alle unsere Gefühle die Gründe und Ursachen aufdecken. Oft werden starke Gefühle, große Schmerzen und Verletzungen erlebt, ohne daß das Woher und Warum immer deutlich wird. Ebenso geschieht die Lösung, der Wandel dessen oft so still und leise, daß man es häufig erst einige Zeit später merkt. Der Atem heilt von innen, sagt Paracelsus. Er offenbart immer unsere wahre Befindlichkeit. Manchmal wollen wir uns nicht einmal selbst unsere Gefühle eingestehen, doch in einem bedrängten, hochgezogenen, verhaltenen oder auch freien, tiefen Atem zeigt sich immer der wahre Zustand. Es geht in der Atemarbeit aber nicht in erster Linie um ein Ausagieren von Gefühlen, sondern vielmehr um ein Annehmen auf tiefster Ebene.

Begegnung mit dem Geist

Atemarbeit ist immer Bewußtseinsarbeit. Wird uns in alten Mythen noch ein Gefühl des integralen Zusammenseins des Menschen mit der Welt und dem Kosmos beschrieben, so entwickelt sich im Laufe der Zeit immer mehr ein Gefühl von Getrenntsein – ich nehme mich heraus aus der Welt, stehe ihr betrachtend und getrennt/allein gegenüber und bin doch zugleich ein Teil von ihr. Die Geschichte der Vertreibung Adams und Evas aus dem Paradies ist eine Beschreibung dieses Geschehens.“ Sie aßen vom Baum der Erkenntnis und sahen, daß sie nackt waren.“ Erst durch dieses Herausfallen aus der Welt entsteht so etwas wie Bewußtsein, Bewußtsein meiner selbst. Der Atem ist ein Weg zur Erweiterung und Entwicklung unseres Bewußtseins, das den Menschen in seiner Ganzheit fordert. Der Weg der Rückkehr aus der Getrenntheit in die Einheit ist nur über das Bewußtsein möglich. Diese Erweiterung des Bewußtseins ist nicht gebunden an Religion und Ideologie. Trotzdem führt die Begegnung mit dem Atem zu einer „religio“, einer Rückanbindung an den Seinsgrund, in seiner ursprünglichsten Bedeutung. Das Abgetrenntsein von der Welt wird dabei als ein nur scheinbares erkannt, der Mensch erlebt sich als im Ganzen getragen und aufgehoben.

Begegnung vom Therapeuten aus

Im Patienten gewinnt *das* Gewicht, was der Therapeut sowohl theoretisch wie existenziell für sich selbst ernst nimmt. Der Therapeut kann noch so schweigsam und zurückhaltend sein, ... seine seelische Wirklichkeit überträgt sich. (Vgl. Dürckheim, Der Durchbruch zum Wesen, S. 135). Hierin liegt eine große Verantwortung des Atemlehrers; gleichzeitig ist die lebenslange Herausforderung, an sich zu arbeiten, auch ein Reiz dieser Arbeit. Der Behandler kann im Behandelten nur das ansprechen, was er selbst erfahren hat; je tiefer er selbst mit dem Atem gegangen ist, desto tiefer wird er auch seinen Patienten begleiten können. Der Patient wird auch nur die Themen zur Sprache bringen, die der Therapeut selbst bewältigt hat. Wer nie den Sog der Depression erfahren hat, wird auch weniger fähig sein depressive Menschen begleiten zu können. Wer fähig ist, seinem eigenen Schatten ins Auge zu schauen, ohne in Panik zu geraten und wegzulaufen, ermöglicht auch seinen Patienten, ihre Schattenseiten hochkommen zu lassen. Eine Atembehandlung ist immer auch eine ganz persönliche Begegnung; der Patient sucht sich ja seinen Behandler, weil er diese spezielle Person will. Trotzdem ermöglicht der Behandler, indem er sich zur Verfügung stellt, sich selbst in diese Begegnung hineingibt, die Begegnung des Patienten mit seinem eigenen Selbst. Wichtig ist dabei, daß der Therapeut zur Entsagung und Klarheit fähig ist. Aufgabe des Atemlehrers ist es, den Schüler zur Erfahrung seiner wahren Befindlichkeit zu geleiten, zu seiner gegenwärtigen Realität in höherem und tieferen Sinn. (Petersen, S. 43) Arbeit am Atem ist immer *Begegnung mit dem Wesen* d. h. „die Weise, in der der Mensch teilhat am überraumzeitlichen lebendigen Sein, das sich als das Größere Leben in seinem kleinen Leben... verkörpert." (Dürckheim, Wesen, S. 141) „Die Wesensreife des Menschen erwacht nicht von selbst, sondern Stufe um Stufe im Antworten auf ein Angesprochen werden." (a. a. O. S. 142) Dieser Vorgang ist vergleichbar dem Erlernen der Sprache, das dem Menschen auch durch die stetige, liebevolle Zuwendung im Angesprochenwerden und Antworten der Eltern möglich ist.

Antwort – Verantwortung

Wesentliches Element der Begegnung ist die Antwort. Der gegenüberseiende Mensch antwortet mir und ich antworte ihm. „Nur der echte Gegner, der sich mir in aller Deutlichkeit und Schärfe zeigt, kann mir Rede und Antwort stehen – nur von ihm kann ich mich in Ver-Antwortung nehmen lassen. Antwort und Verantwortung entspringen der Begegnung." (Petersen, S. 45) In der Atembehandlung stellt die Berührung, der Druck der Hände die Frage an den Patienten, und mehr und mehr wird er fähig, im und mit dem Atem zu antworten. Anfangs haben viele Menschen Probleme, diese Antwort zu geben. Solange ich nicht antworte, zeige ich mich nicht, kann ich nicht zur Ver-Antwortung gezogen werden. Eine Atembehandlung kann verstanden werden als Gespräch zwischen zwei Partnern, ein Gespräch nicht mit Worten, sondern über die Hand des Behandlers, den Leib des Behandelten über das Medium des Atems. Jede Antwort, die leiblich, die im Atem auftaucht, ist immer eine Antwort des ganzen Menschen d. h. immer auch eine geistig-seelische Antwort. „Der Atem als das schwingende Band zwischen Körper, Seele und Geist", wie R. Guardini es so schön ausdrückt. Atem als das Immaterielle schlechthin bewegt sich im Körper, in der Materie, wird zum Verbindungsglied zwischen Körper und Seele. Manchmal dauert es lange, bis Menschen zur Antwort im Atem fähig werden. Da ist unsere Geduld aufgerufen, wachen Sinnes und offenen Herzens auf den Zeitpunkt zu warten, an dem der Behandelte antworten kann. Dies ist wohl eine der größten Forderungen an den Atemlehrer, ganz bereit zur Begegnung da zu sein und oft sehr lange zu warten, bis sie möglich wird. Die Erfahrung der Heilkraft des Atems hilft uns dabei.

Begegnung mit dem Göttlichen

Sie ist die Frucht, die dem sich treu im Atem Übenden zufällt, manchen schon nach kurzer, den meisten erst nach längerer Zeit der Hingabe an den Atem. Oft ist es ein ganz kurzes Aufleuchten, um sich dann wieder für längere Zeit im Verborgenen zu halten. Aber wer es einmal erlebt hat, der wird unbeirrbar am Atemweg festhalten. Immer ist die Begegnung mit dem Göttlichen, welchen Namen ihm der Einzelne auch geben mag, jenseits aller Worte.

Hingabe als Element der Begegnung

Ein Kernpunkt der Atembegegnung liegt in der Hingabe. Es geht im Atem nicht darum etwas zu machen, sondern geschehen zu lassen. Wir sind gewöhnt, die meiste Zeit aktiv, willensorientiert zu machen, unsere Umgebung, unsere Zeit, unsere Kontakte zu gestalten. Im Ausgleich dazu fallen wir anschließend in eine Art Dämmerzustand oder schlafen. In der Atemtherapie lernt der Patient Kontrolle und Führung, die stark mit dem Wollen verknüpft sind, abzugeben und trotzdem mit größtmöglicher Bewußtheit und Wachheit da zu sein, sich dem Geschehen, dem Atem hinzugeben. Im Atem unterscheidet man den unwillkürlichen Atemvorgang, die Art und Weise, wie wir gewöhnlich die meiste Zeit unbewußt eben einfach atmen, den willkürlich gemachten Atem (Atemvorgang als die einzige Funktion unseres Vegetativums, die unserem Willen und Bewußtsein zugänglich und damit Brücke zwischen dem Unbewußten und Bewußten ist) und das, was Ilse Middendorf den Erfahrbaren Atem nennt, der unsere wache, bewußte Anwesenheit an der unwillkürlich ablaufenden Atemreaktion meint. „Gespeist aus den Gesetzmäßigkeiten des unbewußten Atems, empfangen, erlebt und erfahren von einem Bewußtsein, das nicht befiehlt, sondern sich in Hingabe übt, offenbart sich dieser Atem als Leitseil, das uns in keiner Minute während des Abenteuers Leben im Stich läßt.“ (Middendorf, Der Erfahrbare Atem, S. 28). Hingabe meint bewußtes Sich-Hineingeben in etwas, dessen Ausgang offen bleibt, wo es keine wie immer geartete Absicherung gibt. Wahre Hingabe bedeutet letztlich die Aufgabe unseres Ichs, die Befreiung des Wesens aus der Gefangenschaft des Ichs. Hingabe ist die Voraussetzung dafür, daß Wandlung geschehen kann.

Gruppe

Wann immer ein Gegenüber auftaucht, wird der Atem angesprochen. Das mir Gegenüberstehende fordert mich heraus, fordert Antwort von mir, was immer auch Antwort im Atem meint. Beim Üben in der Gruppe ist es wichtig ein Gegenüber anzusprechen; das kann schon allein dadurch geschehen, daß verschiedene Orte gleichzeitig ins Bewußtsein gerufen werden, z. B. das Dreieck Füße, Knie, Sitzknochen oder Unterbauch und Brustraum. Wann immer zwei oder mehr Bereiche gleichzeitig angesprochen werden, entsteht ein Strömen zwischen diesen. Sehr viel setzen wir beim Üben unsere Hände als Gegenüber ein. Wo immer die Hand dazukommt, wird ein Stück mehr der ganze Mensch angesprochen. Die Hand, mit der Handfläche zu mir gewandt, ist ein Spiegel, der, je nachdem, welchem Atemraum ich ihn gegenüber halte, Atem dorthin lockt. Das heißt also, beim Üben ist der dynamische Aspekt wichtig. Atem wird immer angesprochen, wo ein Du da ist. Dieses Du muß kein persönliches sein, es kann z.B. die Mitte sein, in die Mitte lauschen, oder zum Himmel, zum Boden Kontakt aufnehmen. Sowie ein Du angesprochen ist, taucht Atem auf. Auch das Öffnen impliziert ein Du, dem ich mich öffne und lädt den Atem dadurch ein.
Ein großer Teil der Atemtherapie ist Gruppenarbeit, trotzdem findet auch in der Gruppe in der Regel Einzelarbeit statt, ist jeder Teilnehmer ganz mit sich beschäftigt. Der Gruppenprozeß sowie die Beziehungen der einzelnen Teilnehmer untereinander sind nicht das eigentliche Thema. Freilich werden gerade bei länger zusammen arbeitenden Gruppen immer wieder gruppendynamische Themen auftauchen, denen dann auch Raum gegeben werden muß. Aber auch wenn das Gruppengeschehen nicht im Mittelpunkt steht, reagieren wir auf die Gruppe und ihre einzelnen Mitglieder und stellt die Gruppe gewissermaßen einen Ausschnitt des realen Lebens dar. Meine Fähigkeit, in der Gruppe zu begegnen, ist ein Spiegel meiner Begegnungsfähigkeit im Leben. Wir bieten aber auch immer wieder Übungen an, wo zwei Menschen sich miteinander in ganz direkter Begegnung erfahren können, z. B. 2 Partner sitzen Rücken an Rücken, spüren die Beschaffenheit und den Atem des anderen und beginnen ein Gespräch mit dem Rücken... oder 2 stehen sich gegenüber, die Hände dem Partner zugewandt und die Hände „sprechen" miteinander, ohne sich zu berühren. ... Eine der schönsten Übungen ist folgende: Jeder Übende arbeitet zuerst an seiner eigenen Mitte, öffnet sich dann von dieser Mitte aus in die Gruppe und kehrt immer wieder zu seiner Mitte zurück. Das Öffnen zum anderen wird mit der Hand begleitet. All diese Übungen vermitteln intensive Atemerlebnisse und ermöglichen eine unverstellte Begegnung, in die Persönliches einfließt, die aber gleichzeitig über dem Verhaftetsein im Persönlichen steht, d. h. zu einer wesenhaften Begegnung werden kann.

Der Atemvorgang als Begegnung mit der Umwelt

Im Einatem nehme ich meine Umwelt in mich auf. Die Lunge mit einer Oberfläche von ca. 200 m^2 ist neben der Haut (1,5 m^2) und dem Darm (150 m^2) unsere größte Berührungsfläche mit allem, was Nicht-Ich ist. Können wir beim Essen entscheiden, was wir in uns aufnehmen wollen, sind wir beim Atmen den in uns eindringenden Stoffen ausgeliefert. Atem ist tiefste innerlichste Berührung, Aufnehmen alles Seienden – Störungen der Atmung liegen sicher oftmals in der Schwierigkeit, diese intensive Begegnung mit der Welt zuzulassen. Allergische Atemwegserkrankungen können in Zusammenhang mit der zunehmenden Umweltbelastung als Weigerung, mit dieser Schadstoffbelastung in Berührung zu kommen, gesehen werden. Hier gäbe es sicherlich noch Möglichkeiten der Erforschung. Marcel Proust, der ein starker Asthmatiker war, hat lange Zeit seines Lebens sein Zimmer nicht mehr verlassen, also die Begegnung mit der realen Umwelt, soweit dies möglich war, vermieden und sich dafür ganz in die Welt seiner Werke hineinbegeben. Diese Begegnung mit der Welt, über den Atem, beschreibt Rilke in dem folgenden Gedicht in wunderbarer Weise:

Atem, du unsichtbares Gedicht
Immerfort um das eigene
Sein rein eingetauschter Weltraum. Gegengewicht,
in dem ich mich rhythmisch ereigne.

Einzige Welle, deren
allmähliches Meer ich bin
sparsamstes du von allen möglichen Meeren, –
Raumgewinn.

Wieviele von diesen Stellen der Räume waren schon
innen in mir. Manche Winde
sind wie mein Sohn.

Erkennst du mich, Luft, du, voll noch einst meiniger Orte?
Du, einmal glatte Rinde,
Rundung und Blatt meiner Worte.

Rilke, Sonette an Orpheus, 2. Teil 1. Gedicht

Gedanken zur Polarität

Als Menschen leben wir im Spannungsfeld der Polarität „Der Mensch ist das Gegenüberseiende Wesen“ schreibt Martin Buber, darin drückt sich die Verwobenheit von Begegnung und Polarität aus. In der Begegnung werde ich mir der Polarität, meines Andersseins und damit auch meiner Einsamkeit bewußt. Ich als Ich selbst und Du als Du selbst. Eng damit verbunden scheint die menschliche Grunderfahrung des Leidens. Die Ursache des Leidens liegt darin, daß der Mensch die wesenszusammengehörige Einheit der beiden Pole nicht erkennt und einen Teil, den er als böse und negativ bezeichnet, abspaltet. Unser Streben richtet sich darauf, einen der beiden Pole, wie das Gute, Licht, Gesundheit, Leben in möglichst hohem Maße zu erfahren, den anderen Pol, wie das Böse, Dunkelheit, Krankheit, Tod so weit wie möglich auszuklammern. Die Polarität wird dabei zur Dualität reduziert, der Mensch damit in die Spaltung und Zerrissenheit geworfen. Gibt es für uns Menschen überhaupt die Möglichkeit der Überwindung dieses Gefühls der dualen Zerrissenheit?

Eine Erfahrung des Einswerdens von Ich und Du ist uns im Liebesakt geschenkt; wo zwei Menschen in totaler Hingabe, die Aufgabe des kleinen, auf Sicherheit und Erhaltung bedachten Ichs bedeutet, ineinander verschmelzen. Da schließt sich für einen Moment die tiefe Kluft der Spaltung, die unser menschliches Leben sonst so prägt. Auch hier bedeutet Hingabe, einen Weg zu gehen, dessen Ziel ich nicht genau kenne, wo jede Sicherheit aufhört, vergleichbar einer Akrobatik ohne Netz.

Davon abzugrenzen ist die Symbiose, in der die Auflösung von Ich und Du nur eine scheinbare ist, die aus der Unfähigkeit, für sich allein zu stehen, geboren wird, aus der Unfähigkeit zu wirklicher Begegnung, und nicht aus der totalen Hingabe, die die Überwindung der Gegensätze ermöglicht. Das Geworfensein in die Einsamkeit, die mit Begegnung verbunden ist, wird dabei nicht bewältigt.

Wie stellt sich dieses Thema im Atem dar? Im Atem können wir sowohl die Polarität in ihrer gesamten Dimension als auch die Überwindung der dualen Zerrissenheit erfahren.

Mit dem ersten Einatem beginnt unser Leben, bildet sich Form und Gestalt. Immer bleibt der Einatem mit dieser Qualität der sich ausprägenden Formung verbunden.

Der Einatem schenkt uns das Werden, das Leben, bedeutet immer neue Inkarnierung, ist dem Yang zugeordnet. Mit dem Einatem bildet sich die Persönlichkeit in ihrer einzigartigen Besonderheit.

Mit dem letzten Ausatem beenden wir unser Leben in dieser Form. Alles, was sich an Gestalt, an Persönlichkeit und Besonderung im Laufe eines Lebens gebildet hat, nimmt sich mit dem letzen Ausatem zurück, löst sich in den All-Einen Grund. Hier geht es um das Thema des Lassens im weitesten Sinn, Loslassen von Wünschen, Formen, Vorstellungen, Loslassen all dessen, was ich bin. Im Ausatem offenbart sich das Thema des Sterbens, Abgebens, Aufgebens, als Yin. Andererseits sind auch Sprache und Ton, Lachen und Weinen gestalteter Ausatem, indem sich das, was sich im Einatem im Inneren geformt hat, nach außen gibt und zeigt. Was sich an Geburt und Sterben in aller Deutlichkeit zeigt, vollziehen wir im Ein und Aus des Atems unendliche Male. Durch die Bewußtwerdung unseres Atems haben wir Teil an einem der größten Mysterien des Lebens. Zugleich üben wir, wenn wir uns im Atem üben, die Hingabe an dieses Grundgesetz alles Seienden.
Auch im Atem erleben wir häufig, daß Menschen nur eine Seite des polaren Geschehens der Atmung wirklich annehmen, den anderen Teil in minimaler, unumgänglicher Form auf sich nehmen. Der Rhythmus, das Schwingen zwischen den beiden Polen, ist gestört. Graf Dürckheim sagt in einem seiner Vorträge, „die Menschheit ist so atemlos, weil sie nicht mehr ausatmen kann". Auch was sich als Hypertonus der Muskulatur oder Mangel an Spannungskraft zeigt, ist ein Fehlen des Ausgleichs zwischen zwei Polen.

Das Üben im Atem schenkt uns die Möglichkeit, die beiden Seiten eines polaren Geschehens als zusammengehörig zu erleben. Das Erkennen, daß ein Pol aus dem anderen, der Tag aus der Nacht erwächst, der Einatem aus dem Ausatem geboren wird und umgekehrt, ja daß die beiden Pole auf tiefster Ebene eins sind, wird möglich. Zugleich streben wir einen Eutonus, einen guten Rhythmus, ein Schwingen zwischen den polaren Seiten an. Es ist vor allem die Erfahrung der Atempause, die uns die Aufhebung aller Gegensätze, das Einswerden, Eingehen, das Ruhen im Sein schenkt. Dies kann in unterschiedlichem Grade und unterschiedlicher Tiefe geschehen, immer aber ist es ein beglückendes Erlebnis. „Hier vollzieht sich die Wende. In ihr wird in der völligen Hingabe des Ichs die Erlösung von der alten Form erfahren. Dieser ‚Punkt' zwischen Eingehen und Aufgehen, Bruchteil einer Sekunde vielleicht, kann eine Endlosigkeit erschütternder Begegnung mit den Mächten der Tiefe sein, mit den dunklen, sowohl wie mit den lichten, aber auch die Erfahrung einer kosmischen Kraft, einer funkelnden Fülle unendlicher Weiten." (Dürckheim, Hara, S. 161) Das Viele wandelt sich zur Fülle des Seins, der süße Frieden des „Ich bin", dem nichts hinzuzufügen ist, kann sich ausbreiten.
Die Atempause kann in der Regel erst nach längerer Atemerfahrung erlebt werden. Der Entwicklung des äußeren Atems muß die des inneren gefolgt

sein. Nicht der medizinischen Literatur folgend, meint die Arbeit am äußeren Atem dabei das Schaffen, die Entwicklung und Eroberung von Atemräumen, die Arbeit an den Körperwänden, den Grenzen und Behinderungen des Leibes, der innere Atem jedoch das Erfülltsein von Odem, das eben erst erfahren wird, wenn der Therapeut den Ausatem ohne ihn zu hetzen, bis ganz in die Tiefe, ganz in die Atempause hinein begleitet. Dann gilt es, immer weniger zu tun, sondern in größter Anwesenheit mit dem Behandelten zu sein. Ist man hier in der Atemarbeit angekommen, eröffnet sich eine völlig neue Qualität, die jenseits aller Worte und alles Beschreibbaren liegt.

Wandlung und Heilung im Atem

Das Wesen des Atems ist die Wandlung. Einatem, Ausatem, Pause. Eines gibt das andere. Nirgendwo kann ich verweilen, immer gilt es, sich neu auf den Weg zu machen. Hier begegnet uns ein Grundgesetz allen Seins, das sich im Atem offenbart. Dieses innere Gesetz anzunehmen, gehört zu den schwersten Aufgaben im menschlichen Leben. Unsere ganze Sehnsucht richtet sich auf das Bleiben, ständig versuchen wir festzuhalten und streben nach Sicherheit. Das Gesetz des beständigen Wandels anzunehmen bedeutet, in seiner tiefsten Konsequenz den Tod anzunehmen.

Wolle die Wandlung. O sei für die Flamme begeistert,
drin sich ein Ding dir entzieht, das mit Verwandlungen prunkt;
jener entwerfende Geist, welcher das Irdische meistert,
liebt in dem Schwung der Figur nichts wie den wendenden Punkt.

Was sich ins Bleiben verschließt, schon ist's das Erstarrte; wähnt es sich
sicher im Schutz des unscheinbaren Grau's?
Warte, ein Härtestes warnt aus der Ferne das Harte.
Wehe – : abwesender Hammer holt aus!

Wer sich als Quelle ergießt, den erkennt die Erkennung;
und sie führt ihn entzückt durch das heiter Geschaffne,
das mit Anfang oft schließt und mit Ende beginnt.

Jeder glückliche Raum ist Kind oder Enkel von Trennung, den sie
staunend durchgehn. Und die verwandelte Daphne will seit sie lor-
beern fühlt, daß du dich wandelst in Wind.

Rilke, Sonette an Orpheus, 2. Teil, 12. Gedicht

Der Therapeut muß dem Raum geben können, was da kommen will aus dem Zwischen-Raum zwischen seinem Patienten und ihm und oft seinen vorgefaßten Plänen entsagen können. Oftmals ermöglicht gerade dieses Entsagen die Wandlung. Es gilt, entstehen zu lassen, dem Vorgefaßten zu entsagen, nicht zu machen, das Neue sich einstellen zu lassen. Dem Atem lauschen heißt, der Seele zu lauschen.

Begegnung ist nicht mit Heilung gleichzusetzen, wenn diese auch aus ihr erwächst. Heilung ist das Dritte, das aus der Begegnung geboren werden kann. Dieses Dritte entsteht aus der Freiheit zwischen Ich und Du. Das Neue, die Heilung, kann nicht gemacht werden, kann niemals als Ziel angestrebt werden, sie ist immer auch ein Geschenk. Es erfordert die Bereitschaft des Patienten und den totalen Einsatz des Therapeuten. Manchmal macht das Neue soviel Angst, daß lieber der alte leidvolle Zustand aufrecht erhalten wird. Selten finden wir im Atem spektakuläre Heilungen. Meist tritt der Wandel langsam, fast unmerklich ein. Vieles fällt einfach von uns ab und wir merken es erst, wenn uns jemand daran erinnert. Das Heilende liegt im Atem selbst. Hier liegt die Gefahr der Hybris des Therapeuten: Ich heile. Die rechte Berührung zum richtigen Augenblick, die rechte Forderung, der auf einmal nachgegangen werden kann; das Öffnen für eine Bewegung, für einen Ton und ES ist da, wie ein unerwartetes Geschenk, wie ein Blitz widerfährt es uns. Es gibt keine Regel, nach der es zu machen ist, hier wird das Handwerk zur Kunst.
Jeder Mensch ist auf einer Ebene seines Wesens heil und ganz. Es geht darum, den Menschen dahin zu führen, daß er sich in seiner realen physischen Existenz dem annähern kann, daß er Zugang zu dieser heilen Schicht in sich bekommt und sich seine Selbstheilungskräfte entwickeln können.

Ausblick und Schluß

Die Beschäftigung mit den Gedanken Krishnamurtis haben viele Überlegungen zu dem, was wir gewöhnlich als „Ich“ und „Du“ bezeichnen und die sozusagen die beiden Partner im Akt der Begegnung darstellen, relativiert und in Frage gestellt. Die Frage, wer „Ich“ eigentlich bin, wodurch die Grenzen zwischen dem, was ich „Ich“ nenne und dem „Du“ entstehen, tauchen auf. Beobachten wir die Bewegungen unseres Denkens, so zeigt sich, daß das, was wir als „Ich“ bezeichnen, durch den Prozeß des Denkens geschaffen wird. Denken ist zwangsläufig immer etwas Begrenztes, da es aus der Erfahrung genährt wird. Das „Ich“ entsteht aus den Erfahrungen der Vergangenheit, den Beschreibungen dieser Vergangenheit und den Gedanken über die Zukunft, die ebenfalls aus der Vergangenheit gespeist werden. Begegnung dagegen ist etwas, das nur im absoluten Jetzt stattfinden kann. Sobald auch nur ein Gedanke der Vergan-

genheit oder Zukunft sich dazwischen schiebt, fallen wir zumindest für diesen Moment aus dem Jetzt und damit aus der Begegnung. Auch jede Beschreibung, die in unserem Gehirn über die Begegnung, über das, was uns begegnet auftaucht, sowie jede, wie immer geartete Bewertung und Einordnung führen von der Begegnung weg. Das heißt, Begegnung findet da statt, wo im Schwingen in der reinen Präsenz Denken und damit „Ich" und alles, was ich damit bezeichne, aufhören. Freiheit, die totale Selbstlosigkeit bedeutet, tritt an seine Stelle.
Es ist mir ein Anliegen in dieser Arbeit zu zeigen, welche Möglichkeiten in der Beschäftigung mit dem Atem liegen. Vieles des hier Angesprochenen bedarf einer tieferen Beschäftigung und sicher Jahre in Anspruch nehmender Übung darin. Die aufgezeigte Thematik ist etwas, das uns alle zutiefst angeht, sie ist auch nicht etwas, von dem man sagen kann, der Atemlehrer hat es gelöst, bewältigt, hat es gleichsam in der Tasche und führt nun seine Schüler dahin. Nein, es ist eine Herausforderung an uns alle, gemeinsam den Weg zu gehen, uns dieser Herausforderung, was es heißt ein Mensch, ein atmendes, zu Begegnung fähiges Wesen zu sein, zu stellen. Es ist auch klar, daß nicht alle Menschen die Bereitschaft oder die Möglichkeit haben, den Weg des Atems in die ganze mögliche Tiefe zu gehen. Für uns als Atemlehrer bedeutet jede einzelne Atembegegnung eine Möglichkeit des Sich-Übens im Augenblick, im Zustand wacher Präsenz zu sein. Der Atem ist unsere größte Hilfe, die konditionierten Bewegungsmuster unseres Gehirns zu durchbrechen und aus dem Kreislauf des Leidens, bedingt durch die Verhaftungen unseres Ichs, in die Freiheit, die aus der Hingabe an den Wandel entsteht, zu treten.

Literatur

Martin Buber: Ich und Du. Verlag Lambert Schneider, Heidelberg 1983.

Bertold Brecht: Kalendergeschichten. Verlag Rowohlt, Hamburg 1991.

Karlfried Graf Dürckheim: Durchbruch zum Wesen. 8. Auflage. Verlag Hans Huber, Bern/Stuttgart/Wien 1984.

Karlfried Graf Dürckheim: Hara. Die Erdmitte des Menschen. Otto Wilhelm Barth Verlag, Bern/München/Wien 1986.

Ilse Middendorf: Der Erfahrbare Atem. Eine Atemlehre. Junfermann Verlag, Paderborn 1984.

Peter Petersen: Der Therapeut als Künstler. Ein integrales Konzept von Psychotherapie und Kunsttherapie. Junfermann Verlag, Paderborn 1989.

Rainer Maria Rilke: Sonette an Orpheus. Werke Band 1–2. Insel Verlag, Frankfurt a. M. 1982.

Friedrich Weinreb: Leiblichkeit. Unser Körper und seine Organe als Ausdruck des ewigen Menschen. Thauros Verlag, Weiler im Allgäu 1987.

Heimkehr aus der Fremde auf den Wegen des Atems

Dieter Mittelsten Scheid

In diesem Essay versuche ich, Wirkung und Bedeutung der Atemerfahrung in einem größeren Gesamtzusammenhang darzustellen. Ich setzte sie in Beziehung zu unserem stark durch die Technik bestimmten Zeitgeist, zu psychologischen Grundproblemen unseres Lebens und zu wesentlichen Bewusstseinsprozessen, die mit unserem Denken und unserer Identität zu tun haben. Aus diesem Grund spreche ich nicht nur über den Atem sondern auch über Kommunikation, die Psyche und das Ich. Dabei ist es mir wichtig zu zeigen, wie wesentlich die Beschäftigung mit dem Atem in unserer Zeit ist und welch wunderbares Potential in ihr liegt.

Im Einatem ankommen, im Ausatem ankommen, Ausruhen in der Unendlichkeit, das ist der Dreierrhythmus des Atems. Einströmen aus allem, Ausströmen zu allem, Lauschen mit allem, das ist der Rhythmus unserer ureigensten Natur.
Verbunden mit ihr, verbunden mit dem Atem sind wir aufgehoben und sicher im Sein der Gegenwart. Selbstverständlich und fraglos bewegen wir uns in unserem lebendigen zu Hause. Um hier anzukommen, muss ich mich jedoch zunächst wieder daran erinnern, dass es hier gibt. Es geht darum, Kontakt mit mir aufzunehmen, in das unmittelbare Empfinden einzutauchen und meine Lebendigkeit in ihrem augenblicklichen Ausdruck zu spüren. Dies ist nur dann möglich, wenn ich die Aufmerksamkeit in die Gegenwart rufe und sie achtsam mit dem jeweiligen körperlichen Geschehen verbinde.
„Verbinde dich mit deinem Atem" sagen wir oft während der Atemübung im Kreis der Gruppe oder auch zu Beginn einer Atembehandlung. Was meinen wir damit? Von wo nach wo führt uns diese Einladung? Sie holt uns dort ab, wo unsere Aufmerksamkeit gerade bei etwas verweilt. Mit großer Wahrschein-lichkeit sind das Gedankeninhalte, ganz flüchtige oder heitere oder problematische, Erinnerungen, Geschichten, Pläne, Analysen. Es ist unser gewohnter und in der Regel unhinterfragter Daseinszustand, in dem wir gedanklich mit uns, den anderen und der Welt beschäftigt sind, während wir etwas tun, oder etwas in unserer Umgebung beobachten. Es kann auch ein Gespräch mit anderen sein, aus dem dann die Aufmerksamkeit zum Atem gerufen wird. Durch diesen Ruf entschwindet der Gedanken- oder Gesprächsinhalt aus dem Fokus und die Atembewegung mit den aktuellen Körperempfindungen tritt in den Vordergrund der Achtsamkeit.

Dies ist in sich selbst eine wesentliche Bewegung, die unsere Art des Daseins und damit unseren Bewusstseinszustand unmittelbar verändert. Denn es ist ein grundlegender Unterschied, ob das Bewusstsein mit Gedankeninhalten beschäftigt ist oder erfüllt wird von dem direkten Empfinden der sich im Atemrhythmus wandelnden und fließenden Sinneseindrücke. Der Unterschied ist so wesentlich, dass es sich lohnt, ihn genauer zu untersuchen.

Auf den ersten Blick scheint er ganz banal und alltäglich. Wir sind es gewohnt, in der Aufmerksamkeit von einem zum anderen zu springen und wir machen keinen großen Unterschied zwischen Gedanken, Gefühlen und Empfindungen. Es fällt uns in der Regel nicht auf, dass das Bewusstsein ein völlig anderes ist, je nachdem, ob wir denken oder nicht. Wir erleben es als ein Kontinuum, in dem wir mal so und mal so da sind. Nur ein ganz genaues Hinspüren und Nachlauschen kann diese zutiefst verankerte Überzeugung unserer Ich-Kontinuität hinterfragen. Machen wir uns auf den Weg!
Einatem, Ausatem, Ruhe: ein körperliches Geschehen, ein Energiefluß – Geschehen, ein Empfindungsgeschehen. Obwohl es willentlich beeinflussbar ist, geschieht es wesentlich von selbst. Ich kann den Atem zwar steuern, aber ich kann nicht willentlich aufhören zu atmen. Atmen gehört zur Natur des Organismus, es ist Ausdruck und Bedingung seiner Lebendigkeit. Nicht ich atme, sondern Atmung geschieht. Wenn die Achtsamkeit auf sie gelenkt wird, geschieht sie im Bewusstsein. Sie ist wie eine Welle, die kommt und geht und die dabei das Empfinden der Körperräume ständig verändert. In Verbindung sein mit der Welle, mit der Bewegung, mit der Empfindung. Wenn das Wirklichkeit ist, gibt es im Bewusstsein keine Trennung mehr zwischen Empfindung und Empfindendem, sondern der Empfindungsfluss ist das geschehende Leben selbst, ist erlebte Schöpfung der Gegenwart. Verbunden mit dem Atem, werde ich zu Atem, werde ich zu Empfindung und bin dadurch verbunden und vereint mit der Unmittelbarkeit und der Wesenheit des geschehenden Seins.

Ganz anders, wenn das Bewusstsein mit Denkinhalten erfüllt ist und sich die Aufmerksamkeit auf diese Inhalte richtet. Um den Unterschied einsichtig zu machen, ist es notwendig, dass wir den Prozess des Denkens genauer betrachten. Denken ist ein Erfassen der Welt und all ihrer Erscheinungen, einschließlich meiner selbst, durch Sprache. Personen, Dinge und Geschehnisse werden mit Worten benannt und in ihren Beziehungen zueinander beschrieben. Zusätzlich zu diesem an die äußere Welt gebundenen Denken entwickelt sich im Verlauf der Sprach- und Denkevolution eine eigene Welt aus abstrakten Bildern, Vorstellungen und Begriffen, die mit der durch die Sinne erfahrbaren Wirklichkeit nichts zu tun hat, sondern in einem immate-

riellen Raum existiert. Zu ihr gehören die Ethik, Ideologien, die Philosophie und auch die Welt der Psychologie. In beiden Bereichen basiert Denken auf der Fähigkeit, zu unterscheiden und das dadurch Getrennte zu abstrahieren. Nur durch eine Zerteilung der Welt in voneinander scheinbar getrennt existierende Objekte und Phänomene kann das benennende Denken über sie reden und sie wißbar machen. Nur durch die sprachliche Unterscheidung von Subjekt, Objekt, Verb und Adjektiv und die Entwicklung einer Grammatik können Beziehungen, Interaktionen und Phänomene einen Sinn und eine Bewertung erhalten. Doch so wie das Wort „Duft" nicht der Duft selbst ist und der Gedanke „ich bin wütend" nicht das Empfinden der Wut selbst, so ist alles Gedachte vom unmittelbar Seienden entfernt. Es ist Repräsentation, Interpretation und Konstruktion. Es ist Beschreibung, Messung und Überzeugung. Für unsere Art des in der Welt Seins ist es dabei problematisch, dass die Denkinhalte dadurch eine übermäßige Bedeutung erlangen, dass wir sie für die Wirklichkeit selbst halten. Dies kann zu Verwirrung und Illusion führen, weil der Unterschied zwischen der Erfahrung des unmittelbar Lebendigen und seiner Beschreibung nicht mehr klar ist. Ein anderes Problem besteht darin, dass wir überzeugt sind, unabhängig von Gedanken als diejenigen zu existieren, die sie denken und begreifen. Dabei übersehen wir, dass auch alles, was wir über uns selbst wissen, aus Gedanken, Erinnerungen, Bewertungen, Ansichten und vor allem Identifikationen besteht. Wir denken uns zwar als gesondert von allem anderen und sind überzeugt, dass wir eigenständig und unabhängig Handelnde sind, doch in Wirklichkeit sind Ich-Bild und gedachtes Welt-Bild eng miteinander verbunden und verflochten. Wir leben in Bildern, wir sehen uns durch Bilder und sind in gewisser Hinsicht selber Bilder.
Was heißt das? – Während der Atem fließt und die Lebendigkeit im Jetzt geschieht, ist mein Bewusstsein beschäftigt mit einer Interpretation dieser Welt. Während sich die lebendige Gegenwart immer neu als sie selbst ereignet, bin ich nicht in diesem Fluss, sondern meist in einem Film, den ich fast ununterbrochen für das wirkliche Leben halte. Wir sind alle gemeinsam in unseren Filmen und bestätigen uns in der Kommunikation miteinander beständig, dass sie die einzige Wirklichkeit sind. Der Seinsgeschmack hat sich von uns entfernt. Wir sind gefangen in der Welt der Deutungen, die uns Bedeutung geben.

Einatmen –, Ausatmen –, Ruhe –, jedes Mal, wenn dies gespürt wird, entsteht Raum zwischen den Denkinhalten, eine Pause in der Bilderwelt, eine Einkehr in das Geschehen. Doch nur kurz bleiben wir dabei, oft zu kurz, um es wirklich wahrzunehmen. Der nächste Denkimpuls, die nächste vorgestellte Szene ziehen uns davon weg.

Es fällt uns schwer, zu begreifen, wie weit wir uns bereits vom Wunder des Seins entfernt haben und wie sehr wir oft in einer Scheinwelt leben. Denn diese ist in sich selbst so faszinierend und in schnellem Wandel begriffen, dass wir häufig Mühe haben, mitzukommen und unseren Platz in ihr zu behaupten. Auch sind wir diese Welt so gewohnt, dass es uns merkwürdig vorkommt, wenn wir auf ihre Relativität aufmerksam gemacht werden und darauf, dass etwas Wesentliches in ihr fehlt. Gerade deshalb möchte ich dazu anregen, die Wirklichkeit, die uns im Atem begegnet, mit unserer alltäglichen Denkwirklichkeit in Kontakt kommen zu lassen und dafür offen zu sein, ob und wie sie sich verbinden können. Auf diesem Weg mag es hilfreich sein, den verschiedenen Formen und Wirkungen des Denkens zunächst mehr Beachtung zu schenken. Dabei geht es nicht darum, das Denken negativ zu bewerten. Es ist ein naturgegebenes, wunderbares Werkzeug der Schöpfung, das für das konkrete Überleben der Menschheit unabdingbar ist. Ohne die Fähigkeit zu ordnen, zu begreifen und zu kommunizieren ist unser menschliches Leben gar nicht vorstellbar. Auch als kreatives Instrument im Bereich von Wissenschaft und Kunst ist das Denken von hoher Effektivität und großer Schönheit. Es gehört zum Intensivsten in unserem Leben, Unbekanntes zu erforschen und in kreativen Prozessen Neues zu entwickeln und zu gestalten. Nur im zwischenmenschlichen Bereich, im Bereich der Psyche und des Ichs ist durch das Denken eine große Verwirrung und Blindheit entstanden, weil es nicht gelernt hat, sich selbst zu sehen und dadurch nicht bewusst ist, wo es was bewirkt.

Am Beispiel der Auswirkungen unserer technologischen Erfindungen etwa im Bereich der Unterhaltungs-Elektronik lässt sich dies vielleicht aufzeigen. Auf der einen Seite sind sie Wunderwerke des menschlichen Geistes, über die wir staunen. Aber über der Faszination mit diesen Spielzeugen entgeht uns zunehmend, welche Wirkungen sie auf unser miteinander Sein haben. Sie führen zu einer immer schnelleren und intensiveren Bilderflut, die auf unser Bewusstsein einstürmt und die eine immer indirekter werdende Kommunikation zwischen uns Menschen bewirkt: Computer zu Computer. Weil diese Bilder und Filme mit ihrem emotional und ideologisch geladenen Sinngehalt für die Wirklichkeit gehalten werden und nicht für eine Konstruktion, ziehen sie uns ständig in eine Welt der Fiktionen, Identifikationen und Illusionen, auf die wir fast automatisch mit Gefühlen und Körperempfindungen reagieren. Das heißt, dass unsere Selbstwahrnehmung und damit unser Befinden stark von diesen elektronischen Eindrücken geprägt werden und dass unsere Fähigkeit, zwischen lebendigen und film-produzierten Ereignissen unterscheiden zu können, getrübt wird. Die ganze Erdatmosphäre ist inzwischen erfüllt von Billionen von digitalisierten Worten und Bildern, durch die wir uns unterhalten. Fernsehfilme, Internetbilder, chat rooms und Videospiele lassen uns gebannt vor den Schirmen sitzen und wir werden immer mehr eingehüllt und besetzt von der Scheinwirklichkeit einer durch Worte, Bilder und Bedeutung konstruierten Welt. Auch die Wirkung von Werbung und Propaganda basiert auf Worten, denen wir glauben; und für unsere Führer wird die Medienwirkung wichtiger als der Gehalt ihrer Botschaften. Meist ohne es zu merken, unterliegen wir einer ständigen Manipulation durch uns als Wirklichkeit erscheinende Aussagen, die nichts anderes sind als bewusst eingesetzte Wortkonstruktionen. So basiert unsere Wirtschaft wesentlich auf der Erfüllung von geglaubten Bedürfnissen, die in uns erst durch abstrakte Worte und Bilder geweckt wurden. Es ist kaum möglich, sich der Mechanik dieser hypnotischen Konditionierung zu entziehen, die uns der Natur entfremdet und das egozentrische Denken über alles stellt. Immer mehr leben wir somit wie in Science-Fiction Filmen in einer künstlichen Wirklichkeitsblase, in der wir uns verfangen haben, weil wir nicht mehr unterscheiden können zwischen Denkinhalt und Sein.

„Lass dich ein, folge dem Atem, lass dich von ihm bewegen". Dies ist eine wunderbare Einladung, aus dem beschriebenen Denkgefängnis und seinen Bildern auszusteigen und dem Unmittelbaren zu lauschen. Das Gehirn kann sich langsam von dem lösen, womit es gedanklich und gefühlsmäßig beschäftigt war. Die Achtsamkeit geht zum Atem. Sein Fliessen wird spürbar als ein Strom, der nicht aus Worten und Filmen besteht. Im Einatem erfüllend, im Ausatem entlassend geschieht er mir und trägt mich in die Gegenwart. Raum wird spürbar und Tiefe, die einladen zu lauschen. Wie von selbst lösen sich die Hände, öffnen sich die Achselhöhlen und entsteht eine bewegte Gebärde der Arme, die keiner Bedeutung bedarf. Es ist wie ein schwebender Tanz, der in allem und mit allem geschieht. Ich überlasse mich. Ich denke nicht nach. Ich will nichts und ich brauche nichts. Es ist genug, einfach nur dabei zu sein. Körperraum und Außenraum verbinden sich in den Bewegungen, die aus dem Atem entstehen. Anwesenheit wird spürbar. Unhinterfragbar ist etwas da, das Worte nicht erfassen können. Es ist überall und hält alles. Das Gehirn ist entspannt und erfüllt von wohltuender Ruhe. Zeit hat ihre Bedeutung verloren. Lauschen und Hingabe entstehen von selbst. Ohne es zu merken, habe ich mich vergessen.
Wenn ich wieder auftauche, spüre ich deutlich, wie ich berührt bin von einer anderen Wirklichkeit, die meine gewohnte Welt vorübergehend in den Hintergrund treten ließ und sie dadurch in ihrer Bedeutung relativiert. Eine Klarheit ist da, dass es etwas Unmittelbareres gibt als mein mir bekanntes Lebensgebäude aus Wissen, Identität, Beziehungen und Beschäftigungen. Etwas, dem ich vertrauen kann, etwas, das sich heilsam und ganz anfühlt.

Es ist eine Kraft, die mich kräftigt und von der ich weiß, dass ich sie nicht mit Worten und Bildern vermitteln kann. Wenn sie gespürt wird, ist sie unhinterfragbar, wenn nicht, wird sie zur abstrakten Erinnerung. Doch diese Erinnerung begleitet mich in den Alltag, ruft mich ab und zu zum Atem und veranlasst mich, mehr darauf zu achten, wie es geschieht, dass ich den Kontakt zu ihm und damit zum Sein verliere.

Doch selbst wenn wir uns mit dem Atem beschäftigen, begreifen wir erst nach und nach, wie wichtig es ist, dieser Frage des Kontaktverlustes nachzuspüren. Wie kommt es, dass das Kostbarste im Leben so schnell aus unserer Achtsamkeit entschwindet und sie von anderen Prioritäten absorbiert wird? Manchmal bedarf es eines großen Leids oder einer starken seelischen Erschütterung, um bereit zu werden, genauer dahin zu schauen. Denn es ist ein schwieriger und uns fremder Weg der Selbsterkenntnis, zu begreifen, wie konditioniert unser Verhalten ist, in welchem Umfang es auf geglaubten Konzepten und Selbstbildern beruht und wie sehr wir uns dadurch abgetrennt und isoliert fühlen. Ich meine, wir empfinden uns zu oft und ohne zu wissen warum, entwurzelt und ohne direkten Kontakt zu all dem, das mit uns als Gegenwart existiert. Ich möchte dies an drei uns allen bekannten inneren Prozessen veranschaulichen, um daran anschließend zu untersuchen, wie der Weg über den Atem uns in diesen Bereichen unterstützen könnte.

Vieles von dem, das wir tun, dient bewusst oder unbewusst dazu, unseren Selbstwert zu beweisen und zu stärken, oder dazu, unsere Existenz selbst zu rechtfertigen. Es scheint so, als seien wir uns keineswegs sicher, dass wir wertvolle und einmalige Wesen sind, kostbar und von natürlicher Schönheit. Diese Tendenz zu Selbstzweifeln entwickelt sich schon in der Kindheit und wird zu einem tief eingefleischten Programm. Wir lernen, dass wir so oder so sein müssen, um geliebt zu werden und wie wichtig es ist, das in unserem spezifischen Familienkontext Richtige zu tun. Anerkennung durch die Umwelt wird so zu einer wesentlichen Triebfeder unseres Handelns und die Frage nach Sinn und Wert unseres Lebens kann uns dabei außerordentlich verunsichern. Sie zeigt uns, wie sehr wir auf schwankendem Boden stehen. Doch wie versuchen wir, unseren Wert festzustellen und zu messen? Ich versuche es meist dadurch, dass ich Bilder und Beschreibungen über mich selbst und mein Verhalten mit meinen Bildern von anderen und meinen Konzepten, wie ich sein sollte, vergleiche. Ich analysiere und definiere meine Handlungen, meine Beziehungen und meine Stellung in der Gesellschaft und vergleiche sie mit denen anderer Menschen. Dabei verliere ich unvermeidlich den Kontakt zu meinem gegenwärtigen Dasein und verfange mich in Bewertungen von gut und schlecht, Erfolg und Misserfolg, Glück und Unglück. Es hängt wesentlich von diesen ständig ablaufenden Bewertungen ab, wie ich mich fühle und ob mir mein Leben sinnvoll erscheint. Dabei greife ich immer wieder zum Mittel des Denkens, um Strategien und Verhaltensmodelle zu entwickeln, die mein Leben verbessern könnten. Ich verweile in Zukunftsphantasien, träume von neuen Beziehungen und Berufssituationen oder verzweifle, wenn ich die Zukunft schwarz und ausweglos sehe. In jedem Fall bestimmen Bilder und Vorstellungen mein Befinden und Verhalten. Die Idee, Probleme könnten sich dadurch auflösen, dass ich die Gegenwart spüre, erscheint mir in dieser Verfassung als unrealistisch und absurd.

Ein ganz anderer Prozess, der mich aus der Gegenwart in die Vorstellung ruft, ist ein uns allen bekanntes, zunächst unspezifisches inneres Getriebensein, das auf Befriedigung in irgendeiner Form drängt. Es ist eine Unruheenergie, die treibt und die schwer auszuhalten scheint. Daraus entspringt ein meist unbewusster Impuls, sich zu bewegen und etwas zu tun, um dieser unspezifischen Rastlosigkeit und Orientierungslosigkeit zu entkommen. In diesem Zustand spricht uns die Unterhaltungsindustrie besonders an, indem sie uns ständig so viele Angebote macht und mit so vielen verlockenden Botschaften überschüttet, dass uns davon fast schwindelig werden kann. Auch alle Formen von Suchtverhalten hängen mit diesem Drang zusammen, sei es in Bezug auf Essen, Drogen, Sex, Arbeitswut oder Small Talk. In allen Fällen ist eine körperlich spürbare Unruhe da, der wir zu entfliehen suchen, indem wir uns mit etwas beschäftigen, das lustvolle Befriedigung und Ablenkung verspricht. Dieser Drang mit seiner intensiven Energie ist ein körperlich manifestes Gegenwartsgeschehen, das mein Denken veranlasst, eine Tätigkeit zu suchen, die mich von diesen Empfindungen befreit. Es ist fast instinktiv, wie der Impuls, Schmerz auszuweichen und überhaupt unsere Tendenz, Unangenehmes zu vermeiden. Ich beobachte häufig, wie ich an diesem kritischen Punkt, an dem ich einer Gegenwartsempfindung entfliehen möchte, mich auf Grund meiner Vorstellungen und meiner Erinnerungen in viel versprechende Handlungen stürze, die dann wie automatisch ablaufen. Manchmal fühle ich mich bei diesen Ablenkungsversuchen, als sei ich ein ferngesteuerter Roboter, der einem bekannten Verhaltensprogramm folgt. Bei Suchtverhalten ist dieser Automatismus besonders deutlich. Oft geschieht es dann, dass ich mich bei dem, das ich tue, gar nicht so gut fühle und nur selten bringen diese Handlungen die versprochene Befriedigung. Doch selbst wenn sie es tun, bleibt häufig ein fader Nachgeschmack, als sei ich nur oberflächlich zufrieden und etwas Wesentliches fehlt mir noch immer.

Ein anderer Bereich des Kontaktverlustes fühlt sich fast wie das Gegenteil an: Antriebslosigkeit und Gelähmtheit. Es ist ein dumpfer, empfindungsarmer

Zustand, in dem uns nichts reizt und es uns schwer fällt, uns überhaupt dazu zu bringen, etwas zu tun. Es fühlt sich so an, als lebten wir unter einer Glocke oder in einem Vakuum, als erlebten wir die Welt durch einen Schleier. Uns fehlt Vitalität und Begeisterung und wir funktionieren mehr oder weniger mechanisch. Manchmal ist es ein richtiges Entfremdungsgefühl, so als wären wir auf einem fremden Stern. In dieser Verfassung ist das Denken eher träge und auch die Gefühle sind undeutlich. Wir fühlen uns unlebendig und ratlos. Doch meist ist auch dieser Zustand von negativen Selbstbeschreibungen geprägt, die sich beständig im Kreis drehen und alles noch verschlimmern.

Was geschieht nun, wenn wir uns in solchen Zeiten der persönlichen Verunsicherung und der Selbstzweifel, in Zeiten der inneren Getriebenheit und Befriedigungssucht oder in Zeiten der Antriebslosigkeit und Lähmung dem Atem zuwenden? Was geschieht, wenn wir bewusst innehalten, den Atem spüren und ihm nachgehen? Oft führt schon das zu einer kurzzeitigen Entladung der gestauten Energie, oder es macht deutlicher, was der Störung zu Grunde liegt. In jedem Fall verbindet es sofort mit etwas unmittelbar Lebendigen, das nicht konzeptuell ist und nicht den Kategorien der Denkwelt unterliegt. Als besonders hilfreich erlebe ich in solchen Phasen die Atembehandlungen und möchte deshalb näher darauf eingehen, wie ihre Wirkung unser Gefangensein in den beschriebenen Zuständen verändert.
Wenn die Behandlerin ihre Hände auf meinen Körper legt, ruft mich das ganz von selbst in das gegenwärtige Geschehen und zu mir. Ich kann nicht anders, als mich mit all dem zu spüren, das gerade in mir vorgeht: Gedanken, Gefühlen und Empfindungen. In der Aufmerksamkeit beginnen sich diese mit der Atembewegung zu verbinden und mit dem Atemfluss, der langsam deutlicher spürbar wird. Oft dauert es einige Zeit, bis das gedankliche Gefangensein nachlässt und die Achtsamkeit mehr beim Körpergeschehen verweilen kann. Die Qualität der Berührung und der Impulse lädt mich dann ein, zu entspannen und führt fast unwiderstehlich zu Reaktionen und Antworten im Atem. Immer wieder wird er größer und tiefer und führt in der Ausatmung häufig zu einem Gefühl der Entlastung. Parallel zu den Gedankenbildern entwickelt sich so im Bewusstsein ein Empfindungs-Geschehen, das unabhängig von den Denkinhalten ist, selbst wenn diese weiterhin Emotionen und Abgelenktsein auslösen. Doch die Aufmerksamkeit wird fast von selbst mehr und mehr in das Geschehen gerufen, wobei es sich in jeder Behandlung unterschiedlich entwickelt und entfaltet. Oft werden in verschiedenen Körperbereichen festgehaltene Spannungen oder auch Gefühle spürbar, die erst einmal da sein dürfen, bis sie sich vielleicht nach und nach lösen. Überhaupt werden die Berührungen, die den Atem begleiten, immer mehr als sachte und oft liebevolle Einladung erlebt, mich einzulassen, mich zu überlassen und mich dabei anzu-

nehmen. Es ist ein beständiger Ruf, der langsam dazu führt, dass meine Empfindungsfähigkeit feiner wird und ich lerne, den Kontakt zur Unmittelbarkeit des körperlichen Geschehens zu fühlen: Ich spüre, dass ich lebendig bin. Wenn die Behandlerin weiterhin achtsam in dieser gelassenen und sensiblen Weise berührt und bewegt, zeigen sich häufig neue und unbekannte Dimensionen des Empfindens. Es ist so, als ob die Gewebe- und Zellstrukturen durchlässiger werden, weich und geschmeidig und sich zwischen ihnen Räume öffnen, die von fließender, subtiler Energie durchströmt werden. In besonderen Momenten breitet sich unerwartet ein ungewöhnliches Wohlbefinden aus und das Bewusstsein kann erfüllt sein von Freude und Glück. Der Atem verfeinert sich und wird ganz innerlich. Die Achtsamkeit wird zu einem entspannten, hingegebenen Lauschen. Die Gedanken ziehen fast schwerelos durch das Bewusstsein, ohne dass die Aufmerksamkeit an ihnen hängen bleibt. Ja, sie sind praktisch ohne Bedeutung. Es ist so, als würde mein Dasein in einer mit dem Atem schwingenden Bewegung fließen, die voller Harmonie und Verbundenheit ist. In dieser Schwingung gibt es für mich nichts, das ich will oder nicht will, kein Drang und keine Frage. Meine vorherige Unruhe, meine Sebst-Zweifel, meine Sehnsüchte oder meine Passivität sind verschwunden. Mein ganzes Seinsempfinden, ja meine Wirklichkeit haben sich verändert. Ich bin auf natürliche Weise gesättigt und zufrieden und vollkommen sicher, dass es nichts anderes zu tun gibt, als einfach dabei zu bleiben und mit zu schwingen. Ohne zu wissen, wie es geschehen ist, fühle ich, dass ich angekommen bin. Ich bin zu Hause. Es fühlt sich an, wie ein völlig natürlicher Zustand, der keine Erklärung braucht und keine Rechtfertigung. Alle Fragwürdigkeit hat sich aufgelöst. Das Leben fühlt sich einfach an, selbstverständlich und gelassen. Das Bewusstsein ist verbunden mit etwas wunderbar Ganzen, das mich hält und trägt und staunen lässt. Staunen über das Geborgensein im Sein. Nach einer solchen Behandlung bin ich dann oft von Dankbarkeit und Liebe erfüllt und trage diese in mein alltägliches Tun.

Natürlich sind nicht alle Behandlungsstunden so wunderbar und braucht es viele, bis es einmal so geschehen kann. Oft gibt es Widerstände, Festhalten, Schmerzen, Müdigkeit oder zu großes Abgelenktsein. Aber fast immer ist der Grundgeschmack da, dass es etwas Wesentlicheres gibt, das uns ruft und weckt. Fast immer ist es so, dass wir in unserer Denkwelt mit ihren Verwicklungen, ihren Plänen und Sorgen abgeholt werden und über die Körperempfindungen und den Atem zu uns selbst kommen. Dabei begreifen wir erst nach und nach, was es heißt, wirklich zu uns selbst zu kommen. Es ist etwas ganz Anderes, als was unsere Erziehung, unsere Konditionierung und unsere Konsumgesellschaft uns beigebracht haben. Es ist das Erleben unserer strömenden Lebendigkeit, in der wir verbunden mit allem als Gegenwart strömen.

Gehen wir den Weg noch einmal gemeinsam. Es ist ein Weg, der immer da ist und den wir immer wieder neu erleben können. Es ist ein Weg des Atems, auf dem wir den Atem als lebendige Kraft der Schöpfung erfahren. Alles, was ist, atmet. Atem füllt den Raum und verbindet alle Räume. Alles, was lebt, atmet denselben Atem. Alles entspringt und mündet in demselben Atem und vermischt sich dabei unaufhörlich. Geburt und Tod werden hier eins. Mit jedem Atemzug verändert sich die Welt: Einströmen -, Ausströmen -, Ruhe. Unser Wesen schwingt in diesem Rhythmus und ist in ihm zu Hause.

Doch oft spüren wir das eben nicht und sind bewusstseinsmäßig ganz woanders. Immer wieder beginnt dann der erneute Weg zu uns selbst mit der Frage nach unserem Wesen und dem Wesentlichen. Sie ist verbunden mit der Frage nach unserem Ich in seinen Identifikationen und der Frage, ob diese die Essenz unseres Daseins sind. Bei manchen werden damit spirituelle und religiöse Vorstellungen angesprochen und mancher mag ernsthaft fragen, was das mit Atemtherapie zu tun hat. Warum sollen wir uns mit unserem Ego beschäftigen, wenn es uns doch vor allem um den Atem geht? Ich meine, dass uns mit unserer im Üben und Behandeln gelernten Weise, mit dem Atem umzugehen, etwas an die Hand gegeben wurde, das wie wenig anderes, Menschen zum Wesentlichen führt. Doch fehlt uns manchmal eine Klarheit über Zusammenhänge und Verbindungen zwischen Ich-Struktur, psychischem Leid, unmittelbarem Empfinden und Sein. Deshalb bleibt die Atemerfahrung in ihrer bewusst erlebten Wirkung vielleicht auf bestimmte Bereiche unseres Lebens beschränkt, obwohl sie potentiell wesentlich weiter gehen könnte. Bei den meisten kommt es zum Beispiel zu Spannungslösung, Atembelebung, einem Gefühl der Kräftigung und allgemeiner Erleichterung. Ein positives Lebensgefühl und Heiterkeit werden vorübergehend mitgenommen. Bei regelmäßiger Behandlung und Übung wird unser Vertrauen in das Gegenwartsgeschehen und damit in uns selbst sicherlich gestärkt. Auch werden wir empfindsamer und kreativer. Wir lernen mehr auf uns zu achten und auf unsere innere Führung zu horchen. All das ist schon sehr viel und viele dankbare Patienten können das bezeugen. Dennoch meine ich, dass noch eine viel tiefer gehende Wirkung und Einsicht eintreten kann, durch die uns die Atemerfahrung zu einem ganz neuen Selbstverständnis mit einer wesentlichen Bewusstseinsveränderung führt. Vielleicht ist es dafür notwendig, dass wir uns zunächst konzeptuell darauf vorbereiten und uns dadurch dafür öffnen, selbst wenn es uns zunächst zu weltfremd und groß vorkommt.

Ich denke, wir haben allen Grund, uns nach einer neuen Orientierung umzuschauen und Altes und Gewohntes in Frage zu stellen. Der Zustand unserer Welt in ihrer Tendenz zu immer größerer Entfremdung und Gefährdung muss uns in vieler Hinsicht betroffen machen. Und es erscheint nicht ab-

wegig, sich zu fragen, ob wir uns als Menschheit irgendwo verlaufen haben. Sind wir in die Irre geraten und in die Fremde, ohne dass wir es bemerken oder wissen, was das heißen soll? Stimmt an unserem Selbstverständnis und an der durch unsere Art zu denken definierten Wirklichkeit etwas nicht? Haben wir einen gemeinsamen blinden Fleck?
Das intensive Hineinspüren in diese Fragen führt mich persönlich immer wieder zu ähnlichen Antworten: Wir sehen zu wenig, dass unsere Konflikte und inneren wie äußeren Kriege, dadurch hervorgerufen werden, dass wir einander durch trennende Bilder und Vorstellungen wahrnehmen, ohne dabei zu spüren, dass gedachtes Bild und lebendige Wirklichkeit etwas Unterschiedliches sind und ohne einzusehen, dass wir mit dem Denken unser gemeinsames Sein niemals berühren können. So trennen uns blinde Überzeugungen, Nationalität und Religion voneinander und ermöglichen Konkurrenz und Feindschaft zwischen uns. Auch denken wir uns selbst in getrennten Anteilen mit unterschiedlichen Tendenzen, die oft miteinander in Konflikt geraten und uns in inneres Leid stürzen. Selbst gespalten leben wir so in einer gespaltenen Welt, in der die Gegensätze zwischen arm und reich, mächtig und ohnmächtig immer größer werden und wir aus Selbstsucht nicht mehr davor sicher sind, unseren eigenen Lebensraum zu zerstören.

Ich meine, dass die Entdeckung des Atems, die Verbindung mit dem Atem in dieser Zeit von ganz besonderer Wichtigkeit ist und dass sie über das hinaus, was wir schon kennen, Wirkungen haben kann, die unsere Lebenseinstellung grundlegend verändern. In Atemübung und Atembehandlung machen fast alle die Erfahrung, dass es einen Seinszustand gibt, in dem wir so sehr in die Gegenwart und den Empfindungsstrom eintauchen, dass unsere Sorgen und Pläne und unser Beschäftigtsein mit Selbstbildern in den Hintergrund treten oder ganz verschwinden. Dies führt in der Regel zu einer Entlastung und sehr häufig zu Freude. Wir fühlen einen wesentlichen Unterschied zwischen diesem Seinszustand und unserer normalen alltäglichen Befindlichkeit. Er besteht darin, dass wir mehr in der Empfindung sind und weniger über uns nachdenken. Er zeigt uns, dass es uns meistens gut geht, wenn wir uns in ein Geschehen hingeben, ohne es zu analysieren. Dass wir uns, ohne nachzudenken, äußerst lebendig und präsent fühlen können und dass wir nicht wissen müssen, wer wir sind und was wir tun, um zu spüren, dass wir sind. Das heißt, es ist uns ein Zustand zugänglich, in dem Identität unwichtig und Dasein auf natürliche Weise wichtig ist. Dieser Zustand des Daseins ist für fast alle Menschen, die ihn erleben, konfliktfrei und harmonisch und zwar jenseits von gut und schlecht, richtig und falsch.

Als wesentliche Entwicklung in der Beschäftigung mit dem Atem geht es für mein Empfinden nun darum, diese Erfahrungen im Alltag noch bewusster wirksam werden zu lassen. Denn das Erleben eines Halt und Sicherheit gebenden Urgrundes im Sein ist nicht ein an Atemzeiten gebundener Sonderzustand sondern unsere tiefste Lebenswirklichkeit. Wenn wir das im Atem gespürte Vertrauen und Getragensein als die Wesensnatur des Lebendigen begreifen und uns deshalb weniger an uns selbst fest zu halten suchen, relativieren sich die Mauern unseres Gefängnisses und beginnen, durchsichtig zu werden. Bedeutung und Kraft der Ich-Gedanken lassen nach und sie werden als spielerisch, sprunghafte Erscheinungen bewusst. Meine Automatismen, meine Triebhandlungen und meine lieben Gewohnheiten erscheinen in einem eher heiteren Licht und der tierische Ernst meiner wichtigen Person weckt öfters ein Lächeln und ein Loslassen. Auch meine Mitmenschen erscheinen häufig ganz anders, da ich sehe, wie sehr wir zusammenhängen. Auch bei ihnen erkenne ich die Relativität ihrer Überzeugungen, Verhaltensmuster und Selbst-Bedeutungen. Wie ich selbst werden sie öfter als anwesende Wesenheiten sichtbar, die in ihrem Sosein einfach da sind und deren Worte eine wechselnd unterhaltsame Musik im Geschehen der Gegenwart sind. Insgesamt verlieren Worte und Denkinhalte an Gewicht und unsere Identifikationen relativieren und verflüssigen sich. All dies führt zu einer Veränderung unserer Werte und Prioritäten und die Intensität unseres Lebens gründet immer häufiger in der atmenden Gegenwart. Wir sind weniger mit Abgrenzung, Konkurrenz und Selbstbehauptung beschäftigt und haben mehr Zeit zum Lauschen und zum Eingehen auf andere.

Die Basis für all dies ist eine tiefe Einsicht, dass es für uns viel natürlicher ist, dem Leben zu vertrauen, als uns ihm mit unserem Ich in den Weg zu stellen. Daraus entspringt die Erkenntnis, dass das Leben selbst immer ganzheitlich, immer richtig und immer in Harmonie ist. Denn wie könnte etwas, das wirklich ist, falsch sein? Besagt nicht die Tatsache, dass es ist, dass es einen Platz in der Gesamtordnung hat und dass es im gegebenen Moment nur genau so sein kann, wie es ist? – Ich bin. Ich bin richtig. Ich bin aufgenommen und aufgehoben in allem. Ich brauche nichts zu fragen und nichts zu wissen. Ich kann einfach sein, wie und was ich bin. Der Atem führt uns dahin und noch darüber hinaus. Wir können erleben, dass sich unsere Bewegungen verselbständigen und mit uns etwas geschieht, das wir nicht tun. Wir können erleben, dass das Bewusstsein von lebendigem Geschehen erfüllt wird, in dem es keinen Handelnden und keinen Beobachter gibt, in dem ich zum Geschehen geworden bin. Wir können erleben, dass es einen Bewusstseinszustand gibt, in dem sich das Ich als gesonderte Identität aufgelöst hat, und dass dies nicht gefährlich sondern zuhöchst glückselig ist.

So lernen wir durch den Atem, dass unsere Identität begrenzt und relativ ist und nicht unsere einzige Weise zu sein. Wir fühlen uns immer häufiger ermutigt, einer Seinsweise zu trauen, in der wir nicht tun, sondern sind. Dann erfahren wir, dass das Leben für uns sorgt, wenn wir uns führen lassen und wenn das Denken dazu dient, dass wir uns im Einklang mit unserer Natur in unseren Beziehungen und in der Welt verhalten. Dies ist sicherlich eine neue Art des Denkens, von der wir im Moment nur ahnen können, wie es sein mag. Wahrscheinlich ist ihm klar geworden, wofür es da ist: Zum Beispiel dafür, im Miteinander aller Kräfte Klarheit und Orientierung zu geben, oder dafür Handlungen und Problemlösungen zu finden, die Gesamtzusammenhänge berücksichtigen und alle, so weit möglich, unterstützen. Es ist wahrscheinlich ein Denken, das unser Ich nicht mehr zu verteidigen braucht, weil es in gleicher Weise in uns allen aktiv ist und weil uns klar geworden ist, dass wir es alle gemeinsam denken.

Welche Folgen könnte das für unser Leben haben? Hier eine Vision:
Einatem –, Ausatem –, Ruhe –; Einströmen –, Ausströmen –, Lauschen. Der Lebensrhythmus trägt uns. Der Lebensstrom nährt uns. Wir sind Anwesenheit. Der Körper ist durchlässig und der Atem in seiner grobstofflichen und feinstofflichen Form fließt frei in ihm und verbindet ihn mit dem weiten Raum des Alls. Alles ist verbunden, alles fließt mit- und ineinander. Eingebunden in das organische Geschehen der Natur spüren wir unser Wesen, das sich im Körper manifestiert und gleichzeitig als Essenz in allem wirkt. Dies ist unsere Basis, unser Lebensgrund, unsere Heimat. In jedem Atemzug können wir sie bewusst spüren. Es ist wie ein sichere Geborgenheit gebender Ort, in den wir jederzeit einkehren können, während wir unser normales Leben führen. Die alltäglichen Lebensprobleme und die Konflikte, die auf unserer Persönlichkeit und unserer Konditionierung basieren, existieren weiterhin. Doch vielleicht gibt es mehr Kooperation und echte Kommunikation, vielleicht mehr kreatives Miteinander. Alles ist leichter und spielerischer geworden, wie Wellen auf dem großen Meer. Sie sind das Lebensspiel, in das wir Menschen verwickelt sind. Aber jetzt ist es bewusster und durchschaubarer und die Möglichkeit, daran zu leiden oder gar zu zerbrechen ist viel geringer. Wenn der Urgrund gegenwärtig ist und unsere Identität in jedem Atemzug wie eine schillernde Seifenblase darauf tanzt, wird das Leben intensiv und wundervoll. Jeder Moment birgt das gesamte Potential der Schöpfung in sich. In jedem Moment können sich die größte Schönheit, die höchste Begeisterung und der tiefste Frieden offenbaren. Mitgefühl und Liebe sind natürliche Weisen des miteinander Seins.
Ein Weg dahin geht über ein inniges Verbundensein mit dem Atem und eine grundlegende Einsicht in die Natur unserer Identität.

Alle Sinne bilden

Atemarbeit mit sehbehinderten Kindern und Jugendlichen*

Christl Thienwiebel

Es kommt darauf an, daß einer es wagt, ganz
er selbst, ein einzelner Mensch,
dieser bestimmte einzelne Mensch zu sein...
sich unendlich um sein eigenstes Existieren (zu) bekümmern
und sich selbst zu erfahren.[1]

Die Basis, auf der die vorliegende Thematik gründet, bildet zum einen meine langjährige Tätigkeit als Sonderschullehrerin an einer Förderschule für sehbehinderte Kinder und Jugendliche, den vielen offenen Gesprächen mit meinen Schülerinnen und Schülern über ihre Ängste, ihre Einstellung zu sich selbst und ihrer Behinderung sowie den reichen täglichen Begegnungen mit den sehgeschädigten jungen Menschen.
Grundlegend ist jedoch meine Erfahrung, mein ureigenstes Erleben und Reifen in der Übung des Atems.Die Arbeit mit dem Atem stellt für mich die Frage nach meinem innersten Wesen und zeigt den Weg zurück zu meinem Eigenen, meinem Sein im Leben. Diese mir zutiefst menschliche Erfahrung meinen heranwachsenden Schülern zu ermöglichen und Raum zu geben, in dem das eigene Selbst sich zeigen, entfalten und wachsen kann, ist mir Wesentliches.

1. Definition Sehbehinderung

Ich möchte meinen Gedanken zur Arbeit mit dem Atem bei sehbehinderten Kindern und Jugendlichen eine Definition von „Sehbehinderung" voranstellen. Sie bildet den formalen Hintergrund meiner pädagogischen schulischen Arbeit. Ausgehend von rein ophthalmologischen Gesichtspunkten wird unterschieden zwischen

- sehbehinderten Menschen mit einer Herabsetzung des Sehvermögens auf weniger als 1/3 (0,3) bis 1/20 (0,05) der Norm und
- hochgradig sehbehinderten Menschen mit einer Herabsetzung des Sehvermögens auf weniger als 1/20 (0,05) bis 1/50 (0,02) der Norm.

*Diplomarbeit Atemtherapie AFA Februar 2000 Arbeits- und Forschungsgemeinschaft für Atempflege e.V.

Die bloße Festlegung des Visus lässt jedoch didaktische Gesichtspunkte, die für das unterrichtliche Miteinander wesentlich sind, außer Acht. Im konkreten Schulalltag arbeite ich mit

- sehbehinderten Schülern, „deren Sehvermögen und /oder Sehleistung so weit herabgesetzt sind, dass ihnen optimales Lernen ohne sehbehindertenspezifische Unterstützung nicht möglich ist, die aber bei Einsatz entsprechend adaptierter Medien, Methoden, Techniken und Hilfsmittel grundsätzlich in der Lage sind, in derselben Art und unter primärer Verwendung derselben Sinne wie bei Normalsehenden zu lernen. Ihr normales Lese- und Schreibmedium ist Schwarzschrift in normaler oder leicht vergrößerter Form,
  und
- hochgradig sehbehinderten Schülern, deren Sehvermögen und /oder Sehleistung so stark beeinträchtigt sind, dass sie im Lern- und Wahrnehmungsprozess visuelle Reize nur teilweise oder in sehr geringem Maße verwerten können und ihnen optimales Lernen daher nur unter weitgehendem bis vorwiegendem Einsatz nichtvisueller Sinne möglich ist. Angemessene optische und technische Hilfsmittel sind in vielen Fällen Voraussetzung für den optimalen Einsatz ihres Sehvermögens im Lernprozess.“[2]

Es muss gesagt werden, dass sowohl die ophthalmologische als auch die didaktische Beschreibung einer Sehschädigung die Gefährdung in der Entwicklung sehbehinderter Kinder im physischen, im emotional-sozialen und im kognitiven Bereich unberücksichtigt lassen.

So finden sich

- im physischen Bereich etwa verzögerte Bewegungsentwicklung, eingeschränkte Orientierungsfähigkeit im Raum, motorische Auffälligkeiten, allgemeine Passivität und Haltungsschäden
- im sozial-emotionalen Bereich etwa Berührungs- und Bewegungsängste, Isolierungs- und Minderwertigkeitsgefühle, unrealistische Selbsteinschätzung, Ängste vor anderen Personen
- im kognitiven Bereich etwa verzögerte intellektuelle Entwicklung sowie konsekutive Lernbehinderung.[3]

2. Die Bedeutung des Sehens

Wär' nicht das Auge sonnenhaft,
die Sonne könnt' es nie erblicken.
Läg' nicht in uns des Gottes eigene Kraft,
wie könnt' uns Göttliches entzücken?

Goethe

Von jeher maßen die Menschen dem Sehen, dem Gesichtssinn existentielle Bedeutung zu. Nicht sehen zu können, blind zu sein, galt als Strafe Gottes. In der Antike wurden blinde Neugeborene aus der Gemeinschaft ausgestoßen, ausgesetzt oder getötet.
Die wichtigste Aufgabe des Sehens besteht darin, die äußere physikalische Welt in ein inneres neurales Abbild umzusetzen und dem Menschen über weite Strecken hinweg eine sichere räumliche Orientierung in der Umwelt zu ermöglichen.

Der Gesichtssinn
- ermöglicht die Lokalisierung und Identifizierung räumlich entfernter Begebenheiten
- initiiert, steuert und koordiniert zielgerichtete Bewegungen in der Nähe und Ferne
- informiert über die Stellung des eigenen Körpers im Raum und trägt dadurch wesentlich zur Gleichgewichtsstabilisierung und Haltungskontrolle bei
- erleichtert die Integration der verschiedenen Sinnesinformationen
- liefert wichtige Informationen für den sozialen Austausch mit anderen Menschen, etwa nonverbale Signale.

Vor die hypothetische Wahl gestellt, blind oder taub zu sein, ziehen Umfragen zufolge die meisten Menschen das Nichthören können dem Blindsein vor. Blindsein ist in unserer visuell ausgerichteten Gesellschaft wesentlich bedrohlicher, angstbesetzter als das Taubsein, der Ausschluss von sprachlicher Kommunikation. Was geschieht, wenn die visuelle Wahrnehmung plötzlich nicht mehr möglich ist, erzählt José Saramago (1997) sehr eindrucksvoll in seinem Roman „Die Stadt der Blinden“ und stellt die Frage nach dem Kern menschlichen Seins.
„Wohin die Augen blicken, dahin orientiert sich der ganze Mensch“.
Schauen statt sehen, der Blick wandelt sich von außen nach innen.

Übung:
Wir schließen die Augen und wenden unsere Aufmerksamkeit nach innen; wir schauen gleichsam mit einem inneren Auge.
Zu sich kommen, bei sich sein, in sich sein, sich sammeln, sich dem Atemgeschehen überlassen; wir nehmen die Lebendigkeit unseres Atems wahr, – Den Einatem, den Ausatem – das Weitwerden, Angefüllt sein, das Schmalwerden, Loslassen – im rhythmischen Spiel unseres Atems.
Ganz in der Einheit von Sammlung – Empfindung – Atem öffnen sich die Augen, nehmen den äußeren Raum wahr, schließen sich wieder und nehmen das Geschaute zu sich. So öffnen wir uns schauend der Welt (dem Raum) um uns und wenden uns wieder hin zu unserer inneren Welt, im Spiel von aufnehmen und geben.

3. Wahrnehmung und Sinnesmodalitäten

Unter Wahrnehmung versteht die sonderpädagogische Literatur die Aufnahme und zentrale Verarbeitung, etwa identifizieren, erkennen, zuordnen, interpretieren, behalten von Sinnesreizen aus dem eigenen Körper oder der Umwelt.
Sie erfolgt über die verschiedenen Sinnesorgane Auge, Nase, Zunge, Haut, Hand, Ohr mit Gleichgewichtsorgan, innere Organe und Propriozeptoren.
Die einzelnen Sinnesorgane entwickeln sich bereits im Mutterleib, reifen heran, beginnen mit der Informationsaufnahme, der Verarbeitung im Zentralnervensystem sowie der Einleitung von Reaktionen. Die den Sinnesorganen zugrunde liegenden Sinnesmodalitäten lassen sich in zwei große Sinnesbereiche unterteilen:
Die Körpersinne – als Innenfühler.
Hierzu gehören die gesamte Hautoberfläche, die inneren Organe, die Muskeln, Sehnen und Gelenke sowie der Gleichgewichtssinn.
Die Fernsinne – als Außenfühler.
Dazu zählen Nase, Zunge, Ohr, Hand und Auge.
Außenfühler – Innenfühler. Die Verbindung von Innen und Außen durch den Atem.
In der Übung kann sie erfahren werden:
Im Sitzen spüren die Füße die Beziehung zum tragenden Boden; da sind die Fußsohlen auf dem Boden und das Becken, die Basis auf dem Hocker;
wir lassen uns nieder, lassen uns unsere Zeit für den Prozess des Niederlassens, des Abgebens. Wo kann ich noch mehr lassen? Mich dem Atemgeschehen überlassen, ohne zu wollen, zu kontrollieren, zu machen? Mich sein lassen.
Ganz in der Verbindung mit unserer inneren Schwingung schreiben wir unseren Atem mit unseren Händen in die Luft.

Sichtbar im Außen, was im Innen geschieht; sich durchdringend. – Was innen ist, ist außen, was außen ist, ist innen. Raum gebend und Raum nehmend.

Wahrnehmung und bewusstes Sein finden in der Arbeit mit dem Atem zusammen. Jedoch eine Wahrnehmung, die weit über das oben erwähnte Verständnis hinausreicht.
„Unser Studium der Wahrnehmung ist ein Studium der Bewusstheit“[4], und die Sinne sind die „Bewusstheits-Organe“ (ebd.), mit denen wir der Welt – im Innen und im Außen begegnen.
Zunehmende Bewusstheit im Atem befähigt den Menschen, sich vertrauensvoll der Welt im Außen zu stellen, ihre Herausforderungen und Widerstände anzunehmen und weich schwingend, auf den inneren Rhythmus lauschend, darauf zu antworten; dabei den Willen lassend, vor allem Denken der Empfindung vertrauen lernen und vor allem Tun zu lassen.
Von Abraham Maslow stammt der Satz:
„Wofür wir blind und taub sind in unserem Innenleben, dafür sind wir auch blind und taub in unserer Umwelt.“

In der Atemarbeit mit sehbehinderten Kindern und Jugendlichen ist es mir ein zentrales Anliegen, die Schüler für eine bewusste Hinwendung nach innen zu sensibilisieren. Ihre Aufmerksamkeit auf sich selbst zu richten, ihren inneren Vorgängen Beachtung zu schenken, die eigene Innenwelt überhaupt wahrzunehmen und Sensibilität für den eigenen Körper zu entwickeln; das heißt in Kommunikation zu treten mit ihrem Körper, ihr inneres Sensorium zu entfalten für ihre Gefühle und Empfindungen, sich spürsam, wach, mit allen Sinnen zu erfahren und so die Selbstwahrnehmung zu differenzieren.

Übung:
Wir lassen uns mit unserem Rücken auf dem Boden nieder, nehmen die Auflage wahr, lassen uns zum tragenden Boden hin, nachgiebig und weich und breiten uns mit der ganzen Länge und Breite unseres Rückens auf dem Boden aus. ...
Die Hände legen sich auf den Leib, streichen das Becken, die Beckenschaufeln, – nehmen die unterschiedlichen Qualitäten wahr – das Weiche, das Knöcherne; – die Hände finden sich auf den Unterbauch, wir sammeln uns unter unseren Händen, spüren die Atembewegung unter unseren Händen. .....
Die Hände lösen sich vom Unterbauch und wandern über die Vorderseite, legen sich ‘mal dahin, ‘mal dorthin, verweilen auch, – wo spüre ich meinen Atem?

Ich erfahre mich unter meinen Händen. Eine Berührung der Leibwände vonaußen durch die Hände und eine Berührung von innen durch den Atem.
So wandern die Hände auf dem Leib entlang, achtsam, lauschend, wahrnehmend, was unter ihnen geschieht. Der Raum zwischen den Händen und dem Boden taucht auf – Atemraum.
Die Hände finden zum Gesicht, erkunden behutsam, achtsam die Landschaft des Gesichts, in der es Berge und Täler gibt. ....
Wir lassen die Nase wach werden. Streichen mit den Fingern zart über die Nasenflügel, den Nasenrücken, die Nasenwurzel, weiten zupfend mit den Fingern die Nasenlöcher – die Eingangspforten für den Atem, unsere Lebensbewegung. Wir nehmen das Kommen und Gehen unseres Atems wahr, die Luft, die durch die Nase einströmt, uns weitet, und der Atem, der ausströmt.

4. Atem und Sehbehinderung

Sehschädigung und Atem – beide umfassen den Menschen ganz, beziehen Körper, Seele und Geist ein. So wie das Atmen zum einen eine körperliche Funktion, eine Bewegung im Körperlichen ist, ist es auch eine Bewegung im Seelisch-Geistigen. Gleiches gilt für die Sehschädigung. Sie ist nicht auf die körperliche Funktion des Sehens beschränkt, sondern wirkt auf das geistige und seelische Erleben und Empfinden des Menschen.

Seele ist das, was den Menschen ausmacht, hin auf den Ursprung seines Daseins, seines Lebens auf Gott hin. Gott haucht dem Menschen den Odem ein. Im Hebräischen heißt Geist *ruach*, im Griechischen *pneuma* (Atem, Wind, Luft). So ist der Atem, den der Mensch wichtiger braucht als Nahrung und Wasser, ein Bild für sein Verwurzeltsein im Schöpfer; ein Bild für seine Beziehung zur Schöpfung, zu allem, was da ist, was ihn umgibt.

Die Sprache kennt viele Bilder, in denen sie die Verbindung zwischen Atem und seelischer Empfindung ausdrückt und den Atem (ebenso wie die Augen) gleichsam als Spiegel der Seele sieht:
- „wenn uns der Atem ausgeht," – dann müssen wir aufgeben
- „es verschlägt uns den Atem" – wenn wir überrascht sind oder erschrecken
- Stresssituationen „nehmen uns die Luft weg."

Der Atem, genauer gesagt, die Art, wie wir atmen, unser Rhythmus, ist unser elementarstes Ausdruckmittel. Der Einatem und der Ausatem sind immer in Mitleidenschaft gezogen, wenn wir Schmerz, Angst, Aufregung, aber auch Freude und Glück erleben.

Im Atemrhythmus drückt sich jedoch nicht nur der momentane Zustand des Menschen aus, sondern auch seine Grundstimmung, sein Lebensgefühl, seine Persönlichkeit. Jeder Mensch hat seinen eigenen Atemrhythmus – so wie er einen unverwechselbaren Fingerabdruck hat. Jeder Mensch atmet anders und selten sind sogar zwei Atemzüge gleich. Das individuelle Atemgeschehen – so einmalig wie der Mensch selbst – zeigt, wie der Mensch zu sich und zu seiner Umwelt in Beziehung steht.

Bei sehgeschädigten Kindern und Jugendlichen, die mit den Ressentiments, der häufigen Ablehnung durch ihre Umwelt, mit vielfältigen Ängsten vor sozialen Kontakten, mit Gefühlen der Minderwertigkeit, ja oft mit einer erschreckenden Lebensunlust leben, finden sich verstärkt Verspannungen des Zwerchfells und Atemfehlformen im Brustbereich. Der Atem ist flach, nimmt sich keinen Raum, es wird nur in den Brustraum hineingeatmet, der Bauchraum mit seiner Kraft nicht angebunden.

4.1. Frühkindliche Entwicklung des Selbst

In der heute vorherrschenden Interaktionstheorie, die mit ihren Erkenntnissen auch maßgeblich zum Verständnis für die Entwicklung sehgeschädigter Kinder beigetragen hat, kommt der wechselseitigen Interaktion zwischen Eltern und Kind Grund-legende Bedeutung zu.
Das entstehende Selbstgefühl des Kindes ist das Ergebnis eines sich gegenseitig unterstützenden und steigernden interaktiven Austausches, einer wechselseitigen Anpassung zwischen der Mutter oder dem Vater und dem Kind. Die Säuglingsforschung spricht vom kompetenten Säugling, der die Kommunikation aktiv mitgestalten kann. In diesem Kommunikationsspiel besitzen beide Partner eine eigene Kompetenz, einander zu beeinflussen,
„(...) der eigenen emotionalen Veränderung zu folgen und auf dem Gesicht jenen Zustand widerzuspiegeln, den der andere hat, bzw. zeigt. Auf diese Weise wird zwischen Mutter und Kind ein nonverbales Kommunikationssystem von einer unglaublich synchronen Unmittelbarkeit aufgebaut. Durch dieses zeitlich präzis verzahnte Ineinandergreifen von Reaktionen als ‚Antworten' erwirbt das Kind eine Grundstruktur für die Beziehung zu einer anderen Person und für die Erfahrung des Selbst" (5).

Die Selbsterfahrung des Kindes gründet dabei in der empathischen Spiegelfunktion, dem „Mirroring", der Mutter, die die Gefühlszustände des Säuglings in angemessener Weise widerspiegelt und dem Kind dazu verhilft, die eigene Affektivität kennen zu lernen und eigene Strukturen, ein Selbstgefühl aufzubauen.

4.1.1. Frühkindliche Interaktion mit einer Sehbehinderung

Babys haben eine Vorliebe für das menschliche Gesicht. Der Blickkontakt zu den Eltern liefert ihnen in der präverbalen Kommunikation entscheidende Orientierungen und kennzeichnet die frühkindliche Interaktion. Bei sehgeschädigten Säuglingen ist jedoch gerade dieses zentrale Interaktionsmedium stark eingeschränkt bzw. verhindert. Eltern und Kind kommunizieren auf verschiedenen Sinneskanälen; die auf Vollsichtigkeit ausgerichteten elterlichen Kommunikationsmuster lassen sich nur schwerlich auf ihr Kind übertragen.
Der Blickkontakt eines sehenden Säuglings gibt der Mutter das Gefühl, nicht nur vom Kind gesehen, sondern auch erkannt zu werden und erzeugt positive Gefühle in ihr.
Die ungewohnte, atypische Reaktion des sehbehinderten Kindes, seine geringen mimischen Reaktionen, seine eingeschränkten Augefolgebewegungen, die Andersartigkeit seiner Gestik rufen Gefühle der Irritation und Enttäuschung hervor und stören das sensible Beziehungsgeflecht zwischen Mutter und Kind.
Sie reagiert in ihrem Zuwendungsverhalten weder mit der gleichen Regelmäßigkeit noch mit der gleichen Unmittelbarkeit wie bei sehenden Kindern.

Für viele Eltern ist die Geburt eines sehbehinderten oder blinden Kindes ein großes Problem, auf das sie mit Hilflosigkeit, Ablehnung, negativen Gefühlen reagieren. Sie sind enttäuscht, verunsichert und es fällt ihnen schwer, das Baby zu liebkosen und auf den Arm zu nehmen, besonders wenn das Kind durch den eingeschränkten bzw. fehlenden Augenkontakt eben nicht in erwarteter Weise antwortet.

Da die frühen sensorischen Anregungen überwiegend haut- und körpernah sind, erlebt das sehgeschädigte Kind in einem sehr frühen Stadium seiner Entwicklung ein Defizit an Zuwendung und Berührung. Bedeutsam ist, dass die vestibuläre Wahrnehmung, also das Schwerkraft- und Bewegungsempfinden etwa das Schaukeln und Wiegen des Babys und die propriozeptive-taktile Wahrnehmung (Muskel- und Gelenkempfindungen) etwa Streicheln, Schmusen des Babys die grundlegenden Erfahrungsbereiche sind, auf denen sich erst nach und nach die olfaktorische, auditive und die kulturell so bedeutsame visuelle Wahrnehmung in den Vordergrund schieben.

Das Vestibulärsystem hat Einfluss auf das emotionale Verhalten des Kindes, da die Schwerkraftsicherung das Fundament für unsere zwischenmenschlichen Beziehungen bildet (Boden unter den Füssen haben).

So ist jedes Liebkosen, jede Berührung, jedes Wiegen, jegliche Form der Zuwendung für das Baby eine Form der Begegnung, des Gesprächs, das der Mitteilung existentieller Inhalte dient:
Bin ich willkommen? – Bin ich geliebt? – Freut sich meine Mutter über mein Dasein? Oder ist dies eine Welt der Angst, der Ablehnung? – Muss ich mich davor schützen?

Diese elementaren Botschaften breiten sich deutlich als Empfindungen an der Wurzel seiner Persönlichkeit aus und beeinflussen die Entwicklung des sehgeschädigten Kindes ganz wesentlich. So wird entscheidend, ob diese frühen Zwiegespräche zwischen Mutter und Kind emotional als Quelle von Sicherheit, Geborgenheit, Angenommensein erlebt wer den; fühlt es sich nicht „gehört und gesehen“ reagiert es mit Ängstlichkeit, Rückzug, Passivität, u.a.
Das Kind reagiert auf der körperlichen und seelischen Ebene. Die fehlenden sicheren Bindungserfahrungen wirken sich negativ aus auf die Zuwendung des Kindes zu seiner Umwelt, auf die Entwicklung seines Selbstwertgefühls und seiner sozialen Kompetenz.
Fehlt die liebevolle körperliche Zuwendung der Mutter zu ihrem sehgeschädigten Kind, so kann sich dies später in Unsicherheit, mangelndem Selbstwertgefühl und Kontaktproblemen äußern.

Jede unterdrückte Körperreaktion wie Angst, Trauer, Gefühle der Verlassenheit (des Säuglings) führen im Laufe der Zeit zu innerem Rückzug, zu einer kleinen nicht den ganzen Körper erfassenden Atembewegung.
Die Angebote der Atemarbeit wirken in dieses frühe Erleben des Kindes hinein. Ich bin immer wieder erstaunt und bewegt zu sehen, wie sehr die gegenseitige Berührung – in liebevoller und achtsamer Weise berührt zu werden – die Jugendlichen auch innerlich berührt; als ob es gleichsam eine Berührung ihrer Seele ist. Bei den oft schwierigsten Schülern scheint dann eine andere Ebene hindurch – wenn sie sich auf das Angebot der Berührung einlassen können.
Interessant ist, dass das vegetative Zentrum, das unsere Atmung steuert – das Atemzentrum – im ältesten Teil unseres Gehirn liegt, im Hirnstamm, genauer gesagt in der Medulla oblongata (dem verlängerten Rückenmark) und dass im Hirnstamm fast alle sensorischen Anregungen zusammenlaufen, und dort auch alle anderen Ereignisse stattfinden, die für das menschliche Leben von Bedeutung sind.

Seit einigen Jahren spielt der Begriff der Sensorischen Integration in der Sonderpädagogik eine wichtige Rolle und ich bin überzeugt, dass in diesem Zusammenhang dem Einfluss der Atmung noch viel zu wenig Bedeutung beigemessen wird. Ich plädiere ganz stark für eine Verankerung der Atempädagogik in unseren Schulen.

4.2. Selbstkonzept und Selbstwertgefühl

Jeder Einzelne ist ein neues Ding in der Welt
und er soll seine Eigenschaft in dieser Welt vollkommen machen.

Martin Buber

Die fortlaufenden Erfahrungen eines Menschen mit sich, mit seinen Wahrnehmungen, Fähigkeiten, Gefühlen verdichten sich zum Konzept von der eigenen Person.
Das Selbstkonzept eines Menschen kann gesehen werden als das Insgesamt aller auf die eigene Person bezogenen Erfahrungen und den daraus abgeleiteten Erwartungen und Bewertungen. Die bewertende Einstellung zu sich selbst beinhaltet eine subjektive Selbstwahrnehmung, Selbsteinschätzung und Selbstbeurteilung.

Das Selbstkonzept eines Menschen strukturiert dessen individuelle Wahrnehmung, seine subjektive Wirklichkeit und beeinflusst damit wesentlich sein Verhalten und Erleben. Es ist ein in seinen Grundzügen zwar relativ festes, doch durch konkrete Situationen und Handlungsumstände immer wieder veränderbares Konzept von Einstellungen, und Werthaltungen über sich selbst, eingebettet in einen sozialen Bezugsrahmen.

Nahezu übereinstimmend wird in der psychologischen Literatur dem Selbstkonzept fundamentale Bedeutung für die individuelle Lebensgestaltung und -bewältigung beigemessen, das psychische Stabilität ebenso beeinflusst wie persönliche Ängste und soziale Handlungsfähigkeit. Das Selbstkonzept oder Selbstbild, das jeder Mensch von sich hat und sein jeweiliges Handeln bestimmt, wird aus der Interaktion mit der Umwelt konstruiert.
Wie sehen nun die Begegnungen sehbehinderter Menschen mit ihrer Umwelt aus?
Im Gegensatz zu blinden Menschen ist die Stellung und Rolle sehbehinderter Menschen weit weniger klar umrissen. Sie stehen zwischen den zwei Gruppen ‚blind' und ‚sehend', die beide kulturell festgelegte Verhaltensweisen besitzen.
Aufgrund weitgehender Unkenntnis Normalsehender über die funktionale Bedeutung einer Sehbehinderung und häufiges Fehlen äußerer Hinweisreize, sieht die Gesellschaft Sehbehinderte als Sehende an und erwartet, dass sie als solche ‚funktionieren'.
Diese „doppelte Randständigkeit" Sehbehinderter, der Zwiespalt zwischen einer mit mehr oder weniger normalem Sehvermögen ausgestatteten Mehr-

heit und einer Minderheit ohne Sehvermögen bringt beträchtliche Spannungen sehbehinderter Menschen in der Selbsterfahrung und Bewertung ihrer Umwelt mit sich.
Zwischen Blinden und Sehenden stehend, können sie sich mit keiner Gruppe ganz identifizieren. Das hat die rein praktische Konsequenz, dass sie nicht an den Schutz- und Hilfsmaßnahmen für Blinde teilhaben, andererseits aber doch genug „stigmatisiert" sind, um nicht voll akzeptiert zu werden.

In der Diskrepanz des eigenen Anspruchs, sich so unauffällig wie möglich, sich „normal" zu verhalten und den Grenzen seines Sehvermögens erfährt der sehbehinderte Mensch immer wieder neu seine Unzulänglichkeit und Unsicherheit in den unterschiedlichsten Bereichen. Dies bedeutet, dass die Bewertung und Beurteilung des eigenen Verhaltens, des Erlebens sehr indifferent, ambivalent und der Entwicklung seines wirklichen Selbst kaum förderlich sind. Der Sehbehinderte versucht, das Selbst zu sein, das andere von ihm erwarten, anstelle des Selbst, das er eigentlich ist und übernimmt dabei die Fehleinschätzungen und Vorurteile, die ihm seine sehende Umwelt zuschreibt.
Als affektive Komponente des Selbstkonzepts wird das Selbstwertgefühl gesehen; es umfasst die positiven Gefühle, die Wertschätzung und Achtung, die ein Mensch für sich selbst empfindet.
Entscheidend geprägt wird das Selbstwertgefühl dadurch, inwieweit er von anderen mit Achtung, Wertschätzung und emotionaler Wärme behandelt wird, bzw. so akzeptiert wird, wie er ist.
Äußerungen von sehbehinderten Kindern über die Einstellung ihrer Eltern zur Sehbehinderung machen deutlich, dass ihr Bedürfnis nach Angenommensein und mit ihrer Behinderung Akzeptiertwerden häufig nicht erfüllt wird:
- „das ist ärgerlich, dass du schlecht siehst"
- „blöd, dass du sehbehindert geboren bist"
- „hoffentlich wird es bald besser"

Wie kann der sehbehinderte Jugendliche sich wertvoll finden, sich akzeptieren und achten, wenn selbst die ihm nahe stehenden Personen dies nicht uneingeschränkt tun?
Das bedrückende Gefühl, die Erwartungen der Eltern nicht erfüllt zu haben, nicht als das geliebt zu werden, was man ist, ruft Gefühle der Schuld, der Minderwertigkeit, Unsicherheit und der eigenen Ablehnung hervor.
Doch für die Entwicklung und Entfaltung der Persönlichkeit und Handlungsfähigkeit eines Menschen sind das Selbstkonzept und das Selbstwertgefühl, das Annehmen, Achten und Akzeptieren der eigenen Person in ihrem SoSein, mit ihren individuellen Stärken und Schwächen, Eigenheiten, Emotionen, Er-

fahrungen und Bedürfnissen, das Selbst sein zu können und zu dürfen, das man in Wahrheit ist, von existentieller Bedeutung.

Alles Seelische – alle Empfindungen, Stimmungen, Gefühle – spielt sich ab in dem Raum, den ich erlebe, im Raum meines Leibes. Es ist verwurzelt in dem Raum, der mir ganz besonders zugehört. Die Gefühle, Stimmungen, die ich wahrnehme sind gebunden an bestimmte Regungen, an Resonanzen, die ich im Bauchraum, Brustraum, dem „Sitz der Seele", des Herzens und in verschiedenen anderen Räumen meines Leibes wahrnehmen kann. In diesem Sinne ist der Leib das Organ, das Medium alles Seelischen, es ist der Resonanzkörper, der mich mit der Welt verbindet.
Körper – Seele – Geist. In ihrem Zusammenspiel findet der Mensch zu seiner Ganzheit.
Was der Seele geschieht, geschieht auch dem Körper, und was dem Körper geschieht, geschieht auch der Seele.
Im Atem liegt die Heilkraft für die verwundeten Seelen sehbehinderter Kinder und Jugendlicher. Hier kann der Mensch sich finden, zu sich kommen, sich erfahren in seinen Möglichkeiten, ... „er bekommt eine innere Orientierung in sich und erlebt persönlich seine Kräfte. Es entsteht ein Ich"[6].

4.3. In Kontakt sein

Die persönliche Begegnung von Mensch zu Mensch
ist der eigentliche Ort der Wahrheit.

Martin Buber

Alle Erlebnisse, Empfindungen, Gefühle, Gedanken, Erkenntnisse fügen sich im Menschen zu einem Ganzen. „Seelisches Leben ist vom sinnlichen untrennbar, und sinnliches wurzelt im Leib"[7].
Je mehr sich die Seele entfaltet, der Atem Beziehung öffnet zum Raum unseres Leibes und zu den Räumen, in denen wir uns bewegen, desto mehr strömt sie nach außen, hin zu anderen Menschen.
Der Mensch findet zu seiner Ganzheit, zu seinem wahren Wesen, seinem Selbst nicht isoliert, sondern nur im Austausch mit einem Gegenüber. Das Seelische entfaltet sich da, wo die Leiblichkeit sich anschließt, sich verknüpft mit begegnenden Dingen, mit begegnenden Sinneserfahrungen und vor allem mit anderen Menschen.
„Wenn wir das Antlitz eines Menschen anschauen, dann sehen wir darin, was in seiner Seele vor sich geht; den Respekt, die Zuneigung, den Hass, die Angst. Für sich kann man die Seele nicht sehen, sie übersetzt sich aber in den Leib

und darin wird sie sichtbar. Der Menschenleib – Gestalt, Antlitz, Mimik, Gebärde – ist die Erscheinung der Seelenwirklichkeit; Das heißt aber, daß er in all seiner Verschiedenheit von ihr doch der Seele ähnlich ist.“[8]

Die Begegnung sehbehinderter Kinder und Jugendlicher mit anderen Menschen ist häufig geprägt von Angst, Rückzug und Vermeidung zwischenmenschlicher Kontakte. Wiederholte negative Erlebnisse haben ihre Spuren hinterlassen und Verunsicherung, Hilflosigkeit, Sich-Verbergen-Wollen und ein Bewusstsein der eigenen Unzulänglichkeit erzeugt.

Die Lebenswirklichkeit sehbehinderter Menschen findet in den gesellschaftlich festgelegten Verhaltensnormen kaum Beachtung. Leben mit visueller Beeinträchtigung bedeutet häufig soziale Isolation und Anstrengung, den Erwartungen und der „Normalität“ nichtsehgeschädigter Menschen zu entsprechen. In der Arbeit mit dem Atem darf er die Erfahrung machen, „wie du bist, bist du recht“. Ein Sein jenseits aller Erwartungen, Ansprüche und gesellschaftlicher Regeln. Es wird ein Raum geöffnet für Geborgenheit, Annahme, ein sich Selbst-Annehmen können mit allem, was da jetzt ist. Ein Angenommensein durch die andere, den anderen, gerade als anderer.

Jede Kommunikation spielt ab zwischen „...Sich-Öffnen und Sich-Verschließen, sich dem anderen zu zuwenden und sich auf sich selbst zu besinnen, zwischen Identifikation mit dem anderen und Reflexion auf sich selbst.“[9]

Die Wärme der Nähe und die Kühle der Distanz ist der Raum, in dem Begegnung und wirkliche Bereicherung geschieht durch den anderen, der anders ist als ich.

Eine Hinwendung aus dem Raum des Herzens, der der Atemraum wirklicher Begegnung ist.

Übung:

Zwei Partner sitzen Rücken an Rücken auf dem Boden. Zuerst lassen wir uns Zeit, still zu werden, uns zu sammeln, zu uns selbst zu kommen. Um zum anderen ausgehen zu können, muss ich erst bei mir selbst gewesen sein, bei mir sein. Wir nehmen den Rücken des anderen Menschen wahr, spüren hin zum anderen, sind in Berührung. ... Eine Bewegung kann entstehen, seid achtsam für das, was geschieht – offen und wach für die Lebendigkeit in der Begegnung. ....

4.4. Motorische Entwicklung eines sehgeschädigten Kindes

Zahlreiche Forschungsarbeiten (10) konstatieren gravierende motorische Störungen bei sehgeschädigten Kindern sowohl in ihrem Bewegungsverhalten als auch in ihrer statuomotorischen Entwicklung. Dabei steht die Häufigkeit motorischer Auffälligkeiten in
direktem proportionalem Zusammenhang mit dem Ausmaß der Sehschädigung. Die Sehschädigung beeinflusst also ganz maßgeblich die Entwicklung der Bewegung und damit natürlich auch die Entfaltung des Atems.
Durch den unzureichenden visuellen Aufforderungscharakter der Umwelt, sich mit ihr erforschend auseinander zu setzen, und durch das eingeschränkte Lernen durch Nachahmung entsteht bei sehgeschädigten Kindern ein Bewegungs- und Übungsmangel. Folgen der eingeschränkten Raumerfahrung und des Bewegungsmangels sind häufig Ängstlichkeit und dadurch eine Hemmung des allgemeinen Bewegungsdranges.
Das sehgeschädigte Kind hat Angst vor Bewegung und meidet sie. So entsteht ein Teufelskreis aus Bewegungsdefizit und Bewegungsangst. Verstärkt wird dieser Teufelskreis oft noch durch elterliche Überbehütung, die jede Bewegungserfahrung verhindert und Verhaltensrigidität anlegt.
Doch der Verlust von Bewegungserfahrung bedeutet auch den Verlust von Atemerfahrung. Jede äußere Bewegung ist ganz inniglich mit der inneren Bewegung, der Bewegung im Atem verbunden; und jede Bewegung – egal wie klein oder ausladend – stellt einen Anreiz für den Atem dar.
So bedeutet der Verlust der Bewegungserfahrung für das sehgeschädigte Kind eben auch einen verkleinerten Schritt in die Lebendigkeit. Ins Leben.
Gravierende Auffälligkeiten in der Motorik zeigen sich bei sehgeschädigten Kindern etwa in

- unnatürlicher und verkrampfter Haltungsfixation, etwa extreme Haltungsschäden, Hohlkreuz, Rundrücken
- Verkrampfung der Augen- und Halsmuskulatur
- beeinträchtigter Körperkoordination und Körperwahrnehmung
- schlaffem Muskeltonus, Ungleichgewicht zwischen Spannung und Entspannung
- beeinträchtigter Schwerkraftsicherung etwa bei der automatischen Körperausrichtung und der Gleichgewichtsreaktion

Die eingeschränkte bzw. fehlende visuelle Wahrnehmung in der Bewegungsplanung und im Bewegungsablauf bedeutet permanenten Stress für den Körper, auf den er mit einer Art Alarmzustand reagiert und den Spannungszustand der Muskeln erhöht. Der Körper verspannt sich, es kommt zu einem erhöhten Aufwand an Nervenaktivität, da jetzt viel mehr Energie benötigt

wird. Diese ständige Erregung und Fehlspannung der Muskulatur führt mit der Zeit zu Gelenkverhärtungen, Gliederschmerzen und Schädigung einzelner Organe.
„Bauch rein – Brust raus – halte dich gerade“ – diese Sätze haben noch nie funktioniert und sie werden es auch künftig nicht tun.
Haltung ist ein Ausdruck des ganzen Menschen. Sie ist Ausdruck seiner Lebensgeschichte und eng verbunden mit seiner Art zu leben, körperlich wie seelisch. In ihr zeigt sich körperlich die Annahme oder die Ablehnung, die er erfuhr, die Er- oder Entmutigung, die ihm als Kind zuteil wurde, die Angst oder Bedrückung, mit der er lebt, die Lebensfreude oder Lebensunlust, die ihn erfüllt.

Die äußere Haltung des Menschen, dies gilt in besonderem Maße für die frühkindliche und motorische Entwicklung sehgeschädigter Kinder, ist geprägt von seinem inneren Zustand, seiner inneren Haltung dem Leben gegenüber; und damit ist sie geprägt von seinem Atemrhythmus, der Lebendigkeit oder Verhaltenheit seines Atems.
Sein Atemrhythmus ist Ausdruck für seine innere Bewegtheit und bestimmt seine Motorik, die Art und Weise sich zu bewegen.

„Die Bewegung ist eben der ganze Mensch und der ganze Mensch Bewegung. Immer pulst die Seele in der Bewegung und findet sich die Bewegung wieder in der Seele“ [11].

Atemarbeit mit sehgeschädigten Kindern und Jugendlichen bedeutet Bewusstheit für den eigenen Körper zu entwickeln und sich selbst zu spüren. Der Mensch, der sich nicht spürt, ist in seinem Erleben und Wahrnehmen stark eingeschränkt.
Über das Wahrnehmen des Atems wird die Wahrnehmung für den Körper geweckt und in die Empfindung genommen In einem Prozess des Spürenlernens kann das sehgeschädigte Kind Freude an der Bewegung erleben und entwickeln und seinen Körper in der Bewegungsvielfalt spielerisch erfahren.
Die Lösung von Verspannungen, die Befreiung des Atems bedeutet auch in Kontakt zu kommen mit seinen unterdrückten Gefühlen, seinen Nöten und Verletzungen, mit seinen körperlichen Verhinderungen.
Doch die Arbeit mit dem Atem gibt auch die Kraft, damit umzugehen, sich dem Leben zu stellen so wie es jetzt ist und „Halt unter den Füßen“, inneren Halt zu finden.
Es kommt ein Prozess in Gang, das eigene schöpferische Potential zu entfalten und Anschluss an sein Wesen (sein Selbst) zu finden.

5. Spiel des Lebens

„Ich entdecke immer mehr, daß lebendig sein bedeutet,
Wagnisse einzugehen, trotz fehlender Gewißheit zu handeln
und sich auf das Leben einzulassen.
Deshalb akzeptiere ich Verwirrung und Ungewißheit und Furcht
und emotionale Höhen und Tiefen, weil sie der Preis sind,
den ich für ein strömendes, rätselhaftes, erregendes Leben gern zahle.“[12]

Zum Schluss möchte ich einen Aspekt aufgreifen, der in der Blinden- und Sehbehindertenpädagogik zunehmend thematisiert wird. Für Lehrer in den Förderschulen stellt sich angesichts der gegenwärtigen wirtschaftlichen Situation eine Vielzahl von Fragen, wie etwa
– woraufhin sollen wir unsere Schüler in den Blinden- und Sehbehindertenschulen bei der aktuellen Arbeitsmarktlage bilden? Und welche Bildung macht heute Sinn?
– Gibt es für sie ein sinnerfülltes Leben auch ohne Job?
– Bilden wir auf eine sinnvolle Freizeit hin aus?
– Wie können wir unsere sehgeschädigten Schüler sinnvoll bilden für das Offene und Unsichere heutiger Lebenswege?
– Wie können die schöpferischen Möglichkeiten der jungen Menschen zur Entfaltung kommen und ihren Ausdruck finden?

Schon lange haben Hirnforscher nachgewiesen, dass nicht Kontrolle und Kalkül, sondern Gefühle unser Handeln bestimmen. Verstand und Bewusstsein arbeiten viel zu langsam, um im komplexen und augenblickschnellen Geschehen unseres Wahrnehmens entscheidend zu sein. Die Anzahl unserer Sensoneuronen im Gehirn – also die mögliche Informationsaufnahme durch die Sinne – übersteigt die Anzahl unserer sprachlichen und motorischen Handlungsmöglichkeiten um ein Hundertfaches.

Horst Rumpf (Erziehungswissenschaftler und Begründer einer modernen Pädagogik der Sinne) plädiert für eine Bildung, die sich vor allem Denken an das grundsätzliche Vermögen des Fühlens, Spürens und der Intuition richtet. Und er fragt, ob es Sinn habe, einen Menschen zu einem richtig Denkenden zu erziehen, wenn man ihn nicht vorher zu einem richtig Empfindenden erzogen habe.
Fühlen, spüren, wahrnehmen, lauschen, alle Sinne und der ganze Körper werden als bildend erfahren. Je komplexer das Leben, desto sinn-licher das Erleben.

Es gilt, den Körper zu entdecken als Grundmedium sinnvollen Bildens, als ein feinfühliges Instrument, als das „ exakteste Erkenntnismittel, das wir haben“ – wie Goethe sagte – und damit meinte er nicht nur den Verstand, sondern eben den Menschen in seiner Ganzheit als Körper, Seele und Geist.

Doch wie kann ich mich von der schädlichen pädagogischen Grundmaxime, Erziehung sei ausschließlich Denkerziehung, lösen und die Gefühlswelt mit einbeziehen? Wie stimme ich Körper und Geist für das Spiel des Lebens?

Die Arbeit mit dem Atem lässt diese Verbindung gelingen. Durch das Ansprechen des Atems wird die Wahrnehmung und die Empfindung des Körpers geweckt und ins Bewusstsein gehoben. Eine neue Bewusstheit entsteht aus dem Erleben der Befreiung und Entfaltung des Atems, – wenn es gelingt sich seiner inneren Gesetzmäßigkeit zu überlassen.
Elementare Kreativität für das Unsichere und Offene des Lebens kann daraus erwachsen; ich begebe mich auf einen offenen Lebensweg, der Mut fordert, sich dem Leben zu stellen in seiner Offenheit und ständigen Wandlung.

Mehr als bloße Vernunft und Wissen – mit einer hohen Verfallszeit belastet – werden künftig auch Kreativität, Intuition und Sinn-lichkeit (mich von allen Sinnen ergreifen zu lassen) die Bildungsgrundlagen sein.
Wer das mit allen Sinnen zu fühlen und zuzulassen vermag, der wird ergriffen und gebildet vom Spiel des Lebens. „Den Sinn des Lebens kann ich nicht denken, nur fühlen“ (Lichtenstein).

Als Sonderpädagogin und Atempädagogin bin ich aufgerufen, den mir anvertrauten jungen Menschen entsprechende Angebote zu machen .
Angebote, in denen sie ihre Persönlichkeit ganz entfalten können, um für das Leben wach zu sein, selbstsicher und mit Selbstvertrauen ins Leben zu gehen, in Beziehung zu sich und zu anderen Menschen.

Das Leben vollkommen und frei zu entfalten ist eine hohe Kunst

Schiller

In der natürlichen Verbindung mit der Lebensbewegung unseres Atems kann das Leben zur Kunst werden, zur Lebens-kunst. Und der Körper zum ästhetischen Instrument, das von allen Sinnen gespielt wird, das im Spiel des Lebens erklingt.

Das Leben kann niemand anhalten.
Sowenig wie einen Fluss oder die Wellen des Ozeans.
Der Fluss ist nicht mehr, was er war,
wenn sein Wasser zu fließen aufhört.
Das Leben erstarrt, wenn man es festhält.
Meine Seele ist so lebendig, daß sie nirgendwo anhaften
oder sich ausruhen will.

Anmerkungen

1 Kierkegaard S. in: Weischedel, 1988, 235
2 Schindele R.: Didaktik des Unterrichts bei Sehgeschädigten, 1985, 96/97
3 Hudelmayer D.: Demographische Angaben, 1985, 8-21
4 Brooks C.: Erleben durch die Sinne, 1997, 20
5 Bohleber W.: Identität und Selbst, 1992, 351
6 Veening C.: Das Bewirkende, o. J., 17
7 Jacobs D.: Die menschliche Bewegung, 1990, 216
8 Guardini R.: Freiheit, Gnade, Schicksal, 1994, 180
9 Petersen P.: Der Therapeut als Künstler, 1994, 114
10 vgl. Fraiberg 1968; Krug 1985; Neugart 1975
11 Schmitt J. L.: Fülle des Atems,1973, 112/113
12 Rogers C.: Der neue Mensch,1993, 55

Literatur

Bohleber, W.: Identität und Selbst. Die Bedeutung der neueren Entwicklungsforschung für die psychoanalytische Theorie des Selbst. In: Psyche 1992, 46(4), 336–365.

Brooks, C. V.: Erleben durch die Sinne (Sensory Awareness). Paderborn 1997[9].

Buber, M.: Elemente des Zwischenmenschlichen. Gerlingen 1994[7].

Fraiberg, S.: Parallel and divergent patterns in blind and sight infants. In: Psychoanalytic Study of the Child 1968, (23), 355–362.

Guardini, R.: Freiheit, Gnade, Schicksal. Paderborn 1994[7].

Hudelmayer, D.: Demographische Angaben zur Sehschädigung im Kindes- und Jugendalter. In: Rath, W./Hudelmayer, D. (Hg.): Pädagogik der Blinden und Sehbehinderten. Handbuch der Sonderpädagogik. Bd. 2. Berlin 1985, 8–21.

Jacobs, D.: Die menschliche Bewegung. Seelze-Velber 1990[5].

Krug, F: Psychomotorische Auffälligkeiten und Möglichkeiten der Entwicklungsförderung bei sehbehinderten Grundschülern. Hardheim 1985.

Neugart, E.: Eine Untersuchung zur Motorik sehbehinderter Kinder. Unveröff. Wiss. Hausarbeit. Freiburg 1975.

Petersen, P.: Der Therapeut als Künstler, Paderborn 1994[3].

Rogers, C.: Der neue Mensch. Stuttgart 1993[5] .

Rumpf, H.: Die übergangene Sinnlichkeit. Weinheim 1994[3].

Saramago, J.: Die Stadt der Blinden. Hamburg 1997.

Schindele, R.: Didaktik des Unterrichts bei Sehgeschädigten. In: Rath,W./Hudelmayer, D. (Hg.): Pädagogik der Blinden und Sehbehinderten. Handbuch der Sonderpädagogik. Bd. 2. Berlin 1985, 91–127.

Schmitt, J. L.: Atemheilkunst. Bern o. J.

Schmitt, J. L.: Fülle des Atems. München 1973.

Thienwiebel, C.: Selbstsicherheit und Sehbehinderung. Identifikation von Problembereichen bei sehbehinderten Jugendlichen und Versuch einer pädagogischen Bearbeitung. Dissertation Heidelberg 1996.

Veening, C.: Das Bewirkende. In: Waldmatter Kreis (Hg.): Texte aus Erinnerung an Cornelis Veening anläßlich seines 100. Geburtstags am 15.1.1995. Bonn 1995.

Verband der Blinden- und Sehbehindertenpädagogen (Hg.): Lebensperspektiven. Kongressbericht des 32. Kongresses der Blinden- und Sehbehindertenpädagogen. Nürnberg 1998.

Weischedel, W.: Die philosophische Hintertreppe. München 1988[17].

Der Mensch – Wesen zwischen Himmel und Erde Die Möglichkeit der Verbindung von Körper und Geist in der Atemarbeit

Sigrid Zörgiebel

Die Sehnsucht nach Erlösung

Gott spricht zu jedem nur, eh er ihn macht,
dann geht er schweigend mit ihm aus der Nacht.
Aber die Worte, eh jeder beginnt,
die wolkigen Worte sind:

Von deinen Sinnen hinausgesandt,
geh bis an deiner Sehnsucht Rand;
gieb mir Gewand.

Hinter den Dingen wachse als Brand,
dass ihre Schatten, ausgespannt,
immer mich ganz bedecken.

Laß Dir alles geschehn: Schönheit und Schrecken.
Man muß nur gehen: Kein Gefühl ist das fernste.
Laß dich von mir nicht trennen.
Nah ist das Land,
das sie das Leben nennen.

Du wirst es erkennen
An seinem Ernste.

Gieb mir die Hand.

Rainer Maria Rilke

*Diplomarbeit Atemtherapie AFA Juni 2002 Arbeits- und Forschungsgemeinschaft für Atempflege e.V.

Die Sehnsucht des Menschen nach Erlösung lässt ihn leben und bringt ihn auf den Weg, auf die Suche nach sich selbst und seine Aufgabe hier auf dieser Erde.
Diese Sehnsucht spielte in meinem Leben schon sehr früh eine Rolle.
Schon als Kind faszinierte mich die Musik. Ich durfte Klavier spielen lernen und fand darin eine Welt, in der ich mich zuhause fühlte. Ich konnte darin Empfindungen spüren und ausdrücken, die ich oft unterdrücken musste, da sie in der sonstigen scheinbar realen Welt keinen Platz fanden.
Erst viel später wurde mir bewusst, dass die Sehnsucht, die ich in der Musik spürte, mit meiner eigenen Menschwerdung zu tun hatte und darüber hinaus jeden Menschen vorantreibt, zu leben!
Dass die Sehnsucht mit Leiden verbunden ist, hat mich ebenfalls ein ganzes Leben lang begleitet.
Da ich in meinem Schicksal viel Schmerz erlebte, um dann doch wie Phönix aus der Asche wieder aufzustehen, beschloss ich, mein Leben dahingehend zu erforschen, wo immer wieder Aufstehen im Sinne von Neuwerden und Wandlung möglich werden konnte.

Zur Beschäftigung mit meinem Körper wurde ich immer wieder durch Krankheit gezwungen. Ich lebte lange Zeit sehr körperfern und hatte schon in früher Kindheit mein geistiges Leben, das schon immer sehr rege war, von meinem Körperbewusstsein getrennt, - wie ich heute weiß, aus einer sehr großen Angst heraus. Ich schaute in den Himmel, ins Firmament, um Erlösung zu finden.
Erst die Beschäftigung mit meinem Atem ließ mich zur Erkenntnis kommen, dass ich das Leben erst richtig nehmen könne, wenn Geist und Körper zur Einheit geworden sind. Ich begann mehr und mehr meinen Körper zu spüren und mich in dieser Lebendigkeit wahrzunehmen.
Je näher ich an die Verbindung von Körper und Geist kam, spürte ich, dass der Atem mich trägt, auch durch seelische Leidensprozesse, die ich den Mut aufbrachte immer wieder zu durchleben. Lösung von Schmerzen, alten Wunden und Ängsten konnte möglich werden und ich erfuhr dadurch eine immer größere Tiefe, die mich mehr und mehr zu meinem Kern führte. Ich entdeckte die Freude und die Liebe zu mir und meinen Mitmenschen und das Vertrauen, dass mich die Sehnsucht zu meiner Berufung führen würde.
Im Laufe der Jahre habe ich eine Verbindung zu meiner Quelle gefunden und gespürt, dass Menschwerdung mit Schmerz, Trauer, Freude und Liebe zusammenhängt, die im Herzen stattfindet und ich begreife, dass in unserem Herzen die wahre Mitte ist, in der wir ganz Mensch werden, in der wir sterben und wieder auferstehen – ein unendlicher Wandlungsprozess. Wandlung geschieht dort immer wieder von Neuem , wobei eine letzte Lösung erst im Tod stattfindet.

„Geh bis an Deiner Sehnsucht Rand…“ Was aber ist diese Sehnsucht? Ist sie nicht letztlich Heimweh? Heimweh nach dem Urquell der Sinne, den wir Gott nennen. Und der quillt in unserem Herzen auf….Unsere Ausfahrt zum äußersten Rand der Sehnsucht ist Heimkehr zur Herzmitte. Sinn finden wir, wenn wir mit dem Herzen horchen lernen.“ (Steindl-Rast, Die Achtsamkeit des Herzens, S. 37)

Ich habe in diese Arbeit Träume eingeflochten, die mich in der Zeit meiner Ausbildung begleitet haben. Die Träume zeigen mir, dass sich Vertrauen gebildet hatte. Sie stellen den Zugang zu geistigen Erkenntnissen her und sind Teil meiner inneren Führung.

Traum im Sommer 2001:
Ich träumte von Steinen, die ich in meinem Leben gesammelt hatte. Sie lagen alle in einer bestimmten Ordnung in einer großen Schale. Ich hob einen Stein nach dem anderen hoch und spürte, dass jeder Stein seine eigene Melodie besaß und dass alle Steine zusammen eine Harmonie ergeben, einer Symphonie vergleichbar. Doch in der Mitte lag ein Stein in Form eines Herzens. Durch diesen Stein erklang die Hauptmelodie, die Melodie des Herzens.

1.) Geist und Körper

a) Der Auferstehungsweg von Ostern bis Pfingsten, wie ich ihn erlebe

Das Pfingstfest ist das Fest der Menschwerdung Christi in uns.
Ich werde Mensch, indem ich Gottes Geist in mir aufnehme. Ich mache mich bereit zu meinem Wesen zu kommen, zu dem, als der ich gedacht bin, zu meiner Berufung. Pfingsten ist das christliche Fest , dessen Inhalt mit dem Thema meiner Arbeit zu tun hat.
Ich entdeckte in den letzten Jahren in der Beschäftigung mit der Arbeit am Atem, wie durch das Üben christliche Themen in mir Wahrheit werden konnten, die mir halfen, mein Sein als Mensch zu verstehen.
Nicht nur das sinnliche Spüren meines Körpers und seiner Wahrnehmungsmöglichkeiten zeigten sich. Ich konnte im Körper vielmehr auch geistige Wahrheiten erleben, die mich tragen und mir einen Sinn geben.
In den christlichen Feiertagen Karfreitag, Ostern und Pfingsten wird der immerwährende Wandlungsprozess unseres Seins deutlich. Wir inkarnieren, um uns mit all unseren Licht- und Schattenseiten auseinanderzusetzen.
Der Mensch muss in seiner Menschwerdung auf sein Wesen hin das Prinzip des Sterbens und der Auferstehung erfahren, durchleben – immer wieder von Neuem.

Wenn die Wandlung immer neu geschehen kann, ist das Durchdringen hin zum Wesen, der Weg zur Erlösung in uns immer neu möglich.

Karfreitag – wir werden in unsere Schmerzen , Ängste und Wunden geführt, die in unserer Seele liegen. Es geht um das Annehmen des Kelches unseres Menschseins, an dem wir nicht vorbeikommen. Das Annehmen unserer Erdhaftigkeit mit allem Leid und Schmerz, aller Wut und Trauer. Das Hindurchgehen, das Durchgehen durch den Tod macht Auferstehung möglich.
Ostern – Auferstehung als Weg in immer größere Lebendigkeit, Freiheit und Freude. Wir lassen unsere Verletzungen hinter uns, lassen sie heilen und wenden uns dem Leben zu, das in unseren Wunden aufblühen möchte.
Oft endet die Vorstellung von Auferstehung bei dem Osterfest, doch es gibt eine lange Phase zwischen Ostern und Pfingsten, 50 Tage, bis sich das Menschsein in uns vollendet. Ein langer Weg, das Annehmen des Geistes, die neue Bereitschaft, ihn, Christus in uns aufzunehmen, als Liebe im Herzen zu erfahren. Erst wenn wir diesen langen Weg gegangen sind, können wir uns dem eigentlichen, uns eigenen Wesen mehr und mehr annähern, kann es Pfingsten in uns werden.

Der heilige Geist kommt in einem Sturm, in einem gewaltigen Wind, der in unser Haus eintritt. Der Geist tritt als Wind, als großer Atem in uns ein. Der heilige Geist zeigt sich hörbar und spürbar. Einen starken Wind spüren wir auf unserer Haut, er durchweht uns und bringt uns in Bewegung.
Der heilige Geist ist in unserem Atem spürbar. Ich atme Gottes heiligen und heilenden Geist, wie es Anselm Grün bezeichnet, ein und mit ihm seine Liebe. Gottes Geist kommt auch in anderen Formen, als Hauch oder in zartem, sanften Säuseln wie in der Elias-Geschichte. Oft kann in diesem feinen, sanften Hauch eine große Tiefe und Frieden erfahren werden. Dringt Gottes Geist in uns ein, wandelt er uns. Wir lassen los und lassen uns ein ins Leben.

„Es erschienen Feuerzungen, die sich auf jeden von ihnen setzten."
(Apostelgeschichte, 2, 3)
Der heilige Geist zeigt sich sichtbar. Feuer gilt in vielen Kulturen als etwas Heiliges. Feuer kann etwas Verzehrendes haben, es kann jedoch auch reinigen und erneuern. Das Feuer des heiligen Geistes brennt das Alte nieder, das uns am Leben hindert. Das Pfingstfeuer bereitet eine Neugeburt auf höherer Ebene. Geläutert kann neues Leben in uns entstehen, die Flamme der Liebe in unserem Herzen entzündet werden.
„Und es soll geschehen in den letzten Tagen, spricht Gott, da will ich ausgießen von meinem Geist auf alles Fleisch; und eure Söhne und Töchter sollen weissagen, und eure Jünglinge sollen Gesichte sehen, und eure Alten sollen Träume haben;" (Apostelgeschichte, 2, 17)

Geist und Fleisch sollen eins werden, unser Körper soll erfüllt werden durch den heiligen Geist. Hier ist die Verbindung direkt angesprochen.
Der Geist soll durch uns wirksam werden, indem wir unser Wesen und unsere Berufung erkennen. Letztlich geht es darum, die Gaben, Fähigkeiten und Eigenschaften, die wir bekommen haben, zu erkennen und sie im Leben wirksam werden zu lassen. Pfingsten ist also die Vollendung der Menschwerdung, des Auftrages in uns. Die Liebe, Christus wirkt durch uns, wenn wir dem Geist unser Herz öffnen.

Das Kreuz

Das Kreuz symbolisiert die Vereinigung der Gegensätze, die Überwindung des dualen Wesens. Im Schnittpunkt der zwei Linien, wo sich Himmel und Erde berühren wird der Mensch eins mit seinem Wesen, verbinden sich Körper und Geist. Die Vertikale zeigt die Polarität von oben und unten, Himmel und Erde, die Horizontale zeigt uns als handelnde Menschen in dieser Welt.
„Das Herz bedeutet den Schnittpunkt unserer geistigen und unserer leiblichen Wirklichkeit.“ (Steindl-Rast, Die Achtsamkeit des Herzens, S. 36)
In diesem Schnittpunkt der beiden Linien treffen sich Ewigkeit und Endlichkeit. Es ist ein Punkt, in dem die Seele sich zu Hause fühlt, Erlösung ahnt.

Mondnacht

Es war, als hätt der Himmel
Die Erde still geküsst,
Daß sie im Blütenschimmer
Von ihm nun träumen müsst.

Die Luft ging durch die Felder,
Die Ähren wogten sacht,
Es rauschten leis die Wälder,
so sternklar war die Nacht.

Und meine Seele spannte
Weit ihre Flügel aus,
Flog durch die stillen Lande,
Als flöge sie nach Haus.

Joseph von Eichendorff

In dem Gedicht „Mondnacht“ ist die unendliche Weite ausgedrückt, die in dieser Berührung, in diesem Punkt geschehen kann. Von Stille und Heimkehr ist die Rede, in der das Wesentliche geschieht.
In der christlichen Mystik geht es um diese Einswerdung, Aufhebung der Polarität, in der wir uns nicht mehr einsam fühlen, sondern verbunden mit allem, was uns umgibt, Eins mit der All-Einheit.
In diesem Punkt geht es um Loslassen, um Tod und Auferstehung.
Im Kreuz ist also unser Menschwerden ausgedrückt. Das Tragen des Kreuzes in unserer Erdhaftigkeit, unseres Schmerzes auf der einen Seite und in der erlösten Form als Kreuz der Auferstehung, der Freude und Liebe.

2.) Menschwerdung – Die wahre Mitte finden

Traum nach einem Atemkurs bei Herta Richter im Sommer 2000:
Ich war bei einem Arzt in Behandlung. Er forderte mich auf, in einen Verwandlungsraum einzutreten. Er verschloss die Tür, nachdem ich eingetreten war. Der Raum war dunkel und eng. Es gab kein Entrinnen. Dann begann der Raum sich zu bewegen – auf mich zuzubewegen. Es wurde immer enger und bedrohlicher. Ich war voller Angst, ich würde im nächsten Moment sterben. Ich beschloss, mich zu ergeben, hatte auch keine andere Wahl, denn von außen würde mich niemand hören können. Ich sank zu Boden. Im Moment des

Loslassens, des Todes kehrte sich alles um. Ich selbst war der Raum, weit, offen und ein warmes Licht durchströmte mich. Ich fühlte mich ganz durchströmt von Lebenssaft, wie ein kleines Kind, das zum ersten Mal die Weite des Atems spüren konnte. Nach einer Weile stand ich auf, öffnete eine neue Tür und fand nach draußen in eine grüne Landschaft, wo Leben stattfand.

In dem Atemseminar war mein Thema die Herzöffnung. Ich erlebte beim Üben eine Öffnung zu meinem Herzen, Eisenbande schienen sich zu lösen. Wir übten die Verbindung von Himmel und Erde und ich wurde dabei tief in mein Herz geführt. Es war eine Erkenntnis, eine tiefe spirituelle Erfahrung, die Herzmitte zu erfahren als wahre Mitte, den Herzensgrund als wahren Mittelpunkt. In diesem Punkt konnte sich Raum öffnen, konnte ich Weite erfahren.

„ In unserem Herzen ist uns Gott näher als wir uns selber sind. ...Das Herz ist das Organ der Sinnfindung. Mit dem Herzen horchen wir. Mit dem Herzen können wir auch schauen....Das Herz ist der Kreuzweg aller Sinne.“ (Steindl-Rast, Die Achtsamkeit des Herzens, S. 36)

Es geht darum, mit dem Herzen zu sehen, mit den Augen der Liebe das Wesentliche zu schauen, in der Begegnung mit anderen Menschen die Möglichkeit des Wandels zu sehen, der im anderen möglich sein kann.
Nur durch ein Sich-Hingeben, Aufgeben wie in meinem Traum konnte die Verwandlung geschehen, der Außenraum sich in den Innenraum umkehren.
In meinem weiteren Prozess spürte ich, wie das Aufgeben des Sich Halten Müssens in ein Sich Halten Lassen wandeln konnte, ein Halten von einer tiefen Kraft im Herzen.

In meines Herzens Grunde
Dein Nam und Kreuz allein
Funkelt all Zeit und Stunde,
drauf kann ich fröhlich sein.

Erschein mir in dem Bilde
Zu Trost in meiner Not,
wie du, Herr Christ, so milde
dich hast geblut zu Tod!

(Choral aus der Johannes-Passion von J. S. Bach)

Dem Sich-Hingeben im Tod, dem Sterben eine Milde geben, in dem Vertrauen und der Hoffnung, dass die Liebe mich auffängt und trägt, ist Sinn all dieser Prozesse im Leben. Der Härte, die wir gegen uns selbst richten, können wir vielleicht mit der Zeit eine Milde entgegensetzen.
Der Weg geht immer wieder dahin, diese Verhärtung, die oft ein Schutz ist, aufzubrechen und wieder Schwingung und Fluss entstehen zu lassen.

„Das Herz, das wirklich gehorsam hinhorcht auf den Rhythmus des großen Tanzes steht immer am Wendepunkt, lässt leicht los, nimmt Abschied vorweg.“ (Steindl-Rast, Die Achtsamkeit des Herzens, S. 97)

3.) Atemarbeit – Bewusstseinsarbeit

In der Arbeit am Atem geht es also letztlich nicht um die Suche nach einem erleuchteten Zustand, sondern um einen Übungsweg, um zum Menschen zwischen Himmel und Erde zu werden.
Unser Atem selbst zeigt uns, was sich in uns wandeln möchte oder kann.
In der Atem-Arbeit gibt es Möglichkeiten, die Räume in uns zu entdecken, die uns tragen, die uns aufrichten und die Möglichkeit, Verbindung zu üben.
Letztlich ist alles schon in uns angelegt und möchte in Erkenntnis gebracht werden.

Ich träumte von zwei tropischen Inseln. Die Einwohner hatten sich bisher nicht getraut, durch das Wasser zu der anderen Insel zu gelangen. Sie hatten Angst vor der Tiefe und der Kälte des Wassers. Zum ersten Mal brachten sie jetzt den Mut auf und schwammen durch das Wasser. Es stellte sich heraus, dass in der Mitte der beiden Inseln eine heiße Heilquelle das Wasser erwärmte. Durch das Hindurchschwimmen konnte man geheilt werden.
Auf der anderen Insel wurde gerade ein Ritual gefeiert. Ein kleiner einjähriger Junge wurde von seinem Vater mit Schlamm beschmiert. Es war wie eine Art Erdtaufe. Symbolisch waren Erde und Wasser vermischt.
Die Oberaufsicht über das Ritual hatte ein alter weiser Mann. Dieser Mann hatte alles in sein Bewusstsein gebracht, was bei dem kleinen Kind noch im Unbewussten war, aber alles schon in ihm veranlagt war. Der Vater, ein Mann der mittleren Generation hielt das Kind hoch. Dieser Mann war noch in einer Art Zwischenzustand zwischen Bewusstsein und Unbewusstem.

In meinem Traum, den ich vor dem Schreiben meiner Arbeit hatte, erlebte ich eine heilsame Begegnung beim Finden der Mitte, die durch Verbindung von den zwei Inseln erlebt wurde.
Der Traum zeigte mir auch die drei Reifestufen des Menschen.

Das kleine Kind in seiner Vollkommenheit im Körper – und Geistigen. Körper und Geist waren eins, in Einheit mit dem Atem. Das Geistige war jedoch noch völlig im Unbewussten.
Die zweite Stufe, der Mensch mittleren Alters, der schon Einiges in Erkenntnis gebracht hatte, aber doch noch Vieles im Unbewussten verrichtet. Ihm war nicht bewusst, was das Ritual bedeutet, er handelte aus seinem Glauben heraus.
Der alte weise Mann hatte in sich Körper und Geist verbunden, hatte Erkenntnis über geistige und körperliche Dinge, hatte beides zur Einheit gebracht. Er wusste um alle Prozesse des Lebens und konnte das Ritual aus seinem wissenden Bewusstsein begleiten. Er war ein Seher, der den Menschen in seinen Prozessen erkennt und wohlwollend auf sie blicken kann.
Dieser Traum zeigte mir noch mal ganz deutlich, dass es um den Bewusstseinsweg geht. Das, was in uns angelegt ist, ist in unserem Wesen bereit, entdeckt zu werden, uns bewusst zu werden. Zu Reifen heißt, immer mehr in diese Selbstbewusstheit zu kommen.

Die Rast des Vogels

Auf diesem Baum ist ein Vogel:
Er tanzt in der Freude des Lebens.
Niemand weiß, wo er ist:
Und wer weiß,
welches seiner Musik innerer Sinn?
Wo die Zweige
Tiefen Schatten werfen –
Dort hat er sein Nest:
Und er kommt am Abend,
und er fliegt am Morgen
und sagt kein Wort,
was er meint.
Niemand erzählt von dem Vogel,
der in mir singt.
Er hat weder Farbe,
noch ist er farblos,
er hat weder Gestalt noch Kontur:
er sitzt im Schatten der Liebe.
Er wohnt im Unerreichbaren,
Unendlichen, Ewigen,
und keiner gibt acht,

wenn er kommt und geht.
Kabir sagt:
O Bruder Sadhu!
Tief ist das Geheimnis.
Lasse den Weisen suchen
nach Wissen,
wo dieser Vogel rastet.

Kabir

Betrachten wir den Körper des Menschen, so finden wir auch hier eine Dreigliederung von oberem, mittlerem und unterem Raum.
Diese Gliederung zeigt sich nicht nur in Rumpf und Kopf, sondern findet Entsprechungen in Armen, Beinen, Füßen, Händen und im Gesicht.
Auch im Geistigen ist eine Dreigliederung zu erfahren, die Dreifaltigkeit, Dreieinigkeit.
Hier könnte man auch die Verbindung zu den drei Körperräumen sehen, der Schöpfer in unserer Quelle, im Hara, Christus in unserem Herzen und den Heiligen Geist, der als Atem, vom oberen Raum aus durch die Nase in uns eintritt, alle Räume verbindet und das Innen wieder ins Außen wandelt.

Die Wandlung im Atem geschieht im Dreierrhythmus: Einatem – Ausatem – Atempause. Dazwischen liegen die Übergänge, in denen Wandlung stattfindet.

Der Angelpunkt der Übung ist das Sich-Einswerdenlassen mit dem Grund. Hier vollzieht sich die Wende. In ihr wird in der völligen Hingabe des Ich die Erlösung von der alten Form erfahren. Doch schon schlägt das Untertauchen im „Einen" in das Auftauchen aus dem Wesen um, und im Aufsteigen wächst die ihm gemäße Form. Dazwischen liegt der Tod. Von der Tiefe, in der er im Prozess des Umschmelzens erfahren wird, hängt das Maß der Verwandlung ab. Dieser Punkt zwischen eingehen und aufgehen – Bruchteil einer Sekunde vielleicht, kann eine Endlosigkeit erschütternder Begegnung mit den Mächten der Tiefe sein, mit den dunklen sowohl mit den lichten, aber auch die Erfahrung einer kosmischen Kraft, einer funkelnden Fülle aus unendlichen Weiten.
(Dürckheim, Hara, S. 161)

Immer wieder ist die Dreiteilung zu erkennen.
Die Drei war schon im Mittelalter das Maß für Einheit, Gott stand im Zentrum des Lebens, die Dreieinigkeit – auch in der Musik. Geistlicher Musik lag der Dreierrhythmus zugrunde. Geradzahlige Rhythmen wurden nur in der weltlichen Musik verwendet. Das Ideal war das Singen in der Dreistimmigkeit.
Eine Brevis, das würde heute einer Viertelnote entsprechen, wurde dreigeteilt im Gegensatz zur späteren dualen Teilung einer Viertelnote – auch andere Noteneinheiten enthielten grundsätzlich drei Untereinheiten („tempus perfectum"); Ausnahme war die Zweiteilung. Die Musik hatte dadurch eine schwingende Wirkung. In dieser Schwingung allein drückte sich die Vollkommenheit aus, ging es um die Bewegung, um den kreisenden Punkt, die Wiederkehr und Wandlung.
Später, seit der Neuzeit um 1500 wurden die geradzahligen Takte zum Maß. Man hatte sich im Humanismus dem Menschen zugewendet. Ein 4/4 Takt schreitet nach vorne, hat ein Ziel. Das ist linear und dem menschlichen Denken näher. Es bildete sich ein Mensch aus, der zum Individuum wurde. Der Mensch stand dadurch im Mittelpunkt. Das Ideal beim mehrstimmigen Singen wurde die Vierstimmigkeit, bei der die Aufteilung in zwei Frauenstimmen, in Sopran und Alt und zwei Männerstimmen, Bass und Tenor, maßgebend wurde.
Interessant ist, dass der Dreiertakt nun fast mehr in der weltlichen Musik zu finden ist, wie im Menuett des Barock oder dem Walzer des 19. Jahrhunderts, nämlich im Tanz. Hier geht es um das Drehen, das Drehen um die Mitte.
Das Drehen ist auch bei dem wirbelnden Tanz der Sufi-Mystiker zu finden. Der Tanz der Derwische, bei dem ein Drehen um die Mitte geübt wird, ein Drehen um die eigene Achse. Der Derwisch „wirbelt immer schneller, als wollte er Himmel und Erde verbinden und den Geist durch sich in den Boden treiben, während Achse und Herz absolut ruhig bleiben." (Jill Purce, Die Spirale, S. 30f.)

Die Atemarbeit ermöglicht, mich in der Dreigliederung zu erfahren, nicht nur als duales Wesen. Die Verbindung ist das Wesentliche. Sie ergibt die Drei. Sie ist zu erfahren in den Körperräumen, aber genauso z. B. in der Dreigliederung der Hand, des Fußes oder des Gesichtes.
Arbeite ich am Unterkiefer, kann das Becken angesprochen werden. Arbeite ich an den Fußzehen, z. B. durch Anheben der Zehen, kann die Wirkung bis in den oberen Kopfbereich gehen.
Auch in den Einzelteilen sind wir als ganzer Mensch vorhanden.
Das Üben der Verbindung der Drei ist ein Üben an der Einheit. Einheit der drei Körperräume, sowie der Einheit zwischen Körper, Seele und Geist.

a) Die Übung am Atem

Die Übung am Atem ist die Übung an meiner Ganzheit.
Ich nehme Räume in mir wahr, erkenne, wo Schmerz und Widerstände sind, versuche mich einzulassen, niederzulassen, mich an meine Quelle in der Tiefe anzuschließen, schließlich um mich aufzurichten und zu entfalten.
Voraussetzung für die Übung an der Körper-Geist-Verbindung ist zunächst die Arbeit an den Körperräumen, an dem Zulassen und Spüren des Atems in diesen Räumen, an das Hineinlassen des Geistes, als Atem, in unseren Körper.
Dabei gilt es zwei Extreme zu wandeln. Wo hat sich etwas verhärtet, ist in seiner Form erstarrt, verspannt oder wo neigt sich das Lösen zu einem sich Auflösen von Form, wo der Grund fehlt?
In der Arbeit am Atem geht es also um die „Wiederherstellung des ungestörten Vollzuges dieser Verwandlungsbewegung." (Dürckheim, Hara, S. 152)
Grundvoraussetzung ist die Arbeit am Hara, das Dürckheim die „Erdmitte des Menschen" nennt. Die Arbeit am Hara beseitigt Blockaden, löst Verhärtung und Verspannung und erreicht eine rechte Spannung, eine durchlässige Form.
Heilung geschieht dadurch, dass der Mensch zu seiner rechten Form findet, in seine Kraft kommt. „Sie ist eine geheimnisvolle tragende, eine ordnende und formgebende sowie eine lösende und ganzmachende Kraft!" (Dürckheim, Hara, S. 169). Die Arbeit am unterem Raum bildet die Basis für den Aufbau der Erdkräfte, die am oberen Raum den Aufbau der Himmelskräfte. Schließlich, und das ist der nächste Schritt, ist die Verbindung von Innen und Außen, der Austausch mit der Welt in rechter Weise. Nehmen und Geben von Innen und Außen und umgekehrt.

b) Körperräume

Der untere Raum

Die Arbeit am unteren Raum ist Grundlage für alle Übung.
Der Raum, der Füße, Beine, Becken umfasst, Knie, Kreuzbein und Hara. Die Erde, die dieser Raum verkörpert ist Ort des Vertrauens, der Tiefe, Geborgenheit, Ruhe und Gelassenheit, Ort der Fruchtbarkeit und der Sexualität.
Sie ist der Ort der weiblichen Kraft des Empfangens. Der Impuls des Neuwerdens geschieht aus dieser Quelle. Es entsteht Vitalität und Lebensenergie, die uns aufrichtet, die uns Halt gibt. Es ist der Raum des Kollektiven.
Sind wir in diesem Raum blockiert, äußert sich das als Misstrauen, Aggression, Haltlosigkeit, Kraftlosigkeit oder als Angst vor dem Leben. Ist dieser

Raum offen ohne Verbindung zur Herzkraft, kann die Gefahr von Macht entstehen, die Liebe fehlt.
Die Übung dieses Raumes ohne Verbindung zu den anderen Räumen, kann im Körper eine Schwere entstehen lassen, die nach unten zieht.
In diesem Raum ist die Quelle des Lebens. Ist sie befreit, kann sie zum Fließen kommen.
In diesem Raum entsteht Wandlung. Der Atem, der in die Tiefen eindringt, dort aufgenommen wird, wird gewandelt in eine Kraft der Aufrichtung. Auch hier ist der Wandlungsmoment von Bedeutung. Wenn er geschehen kann, entsteht Energie und Lebensfluss im Leib. Er kann nach oben fließen und sich in die Welt hinaus ergießen.
Die Verwandlung geschieht auch hier in einem Punkt, in dem sich der Einatem in den Ausatem wandelt. Dieser Punkt beinhaltet einen Verwandlungsmoment, der sich in diesem einzigen Punkt verdichtet, der nicht starr ist, sondern sich in jedem Atemzug erneuert.

Auf dem steten Punkt der kreisenden Welt.
Weder wirklich noch unwahr,
nicht daraufhin noch darüber hinaus;
am steten Punkt ist der Tanz,
der weder einhält noch fortgeht.
Und nenn es Stillstand,
wo Vergangenes und Zukunft sich mengt.
Weder Fortgehn noch Hingehn,
weder Steigen noch Fallen.
Wäre der Punkt nicht, der stete,
so wäre der Tanz nicht –
und es gibt nichts als den Tanz.

T. S. Eliot

Ist dieser stetige Punkt im Einklang, kann sich der Einatem in den Ausatem wandeln, kommt es zum Schwingen in uns, in ein Schwingen im ureigenen Rhythmus.
Wird der Atem von uns gemacht, so kann es zu dieser Wandlung nicht kommen, dann werden wir starr, sind verspannt und unbeweglich. Es geht also um das Zulassen des Atems, auch hier wieder um Loslassen und Geschehenlassen.

Der obere Raum

Der obere Raum umfasst den Brustraum, die Schultern, Arme, Hände, Hals und Kopfraum mit den Sinnesorganen.
Er ist der Raum der Entfaltung, unseres Denk- und Unterscheidungsvermögens, des männlichen Prinzips.
Er umfasst den höchsten Punkt körperlicher Aufrichtung, den Scheitelpunkt, durch den und darüber hinaus der Anschluss an Höheres, an den Himmel geschieht. Es ist der Ort der Spiritualität.
Mit den Schultern und Armen, den Händen zeigen wir uns, gestalten die Welt und handeln.
Im oberen Raum kann der im Hara gewandelte Atem sich entfalten, dort geschieht die Umsetzung und die Begegnung mit der Welt. Ist dieser Raum nach unten getrennt, findet entweder ein Abschweifen in geistige Welten statt oder in ein festgefahrenes Denksystem, das wenig Flexibilität zulässt.

Der mittlere Raum

Die Mitte, der Raum zwischen Unten und Oben, von der Höhe des Nabels bis zum Brustkorb, umfasst den Raum wichtiger Organe. Hier befindet sich der Solar Plexus, das Nervengeflecht, das Zwerchfell, unser wichtigster Atemmuskel, das Segel, das den oberen und unteren Raum verbindet.
Die Mitte verbindet die Gegensätze von oben und unten. Hier erleben wir uns als Mensch zwischen den himmlischen und irdischen Kräften. Das Leben und Wachsen ist ein Schwingen um diese Mitte. Hier finden wir zu unserem Wesenskern.
Hier können wir als Persönlichkeit in die Welt hinaustreten.
Ohne die rechte Mitte verlieren wir uns im Ich-Losen, in der Außenwelt, in Ängsten, starken Gefühlen oder in anderen Personen. (Nach A. Schünemann, S. 43–44)

Der Herzraum

Der Herzraum bildet eine Sonderstellung zwischen oberem und mittlerem Raum.
Die Herzenskräfte verbinden Körper und Geist, Himmel und Erde, Verstand und Triebe. Im Herzen lebt unsere Sehnsucht nach Liebe und Erlösung.
In der Mitte befinden sich also ein Gegenüber der Extreme, des Ich, das in der Welt steht mit all seinen Emotionen und in feinster Nähe das Herz, wo sich der Geist in uns wandeln kann, wir zur Liebe finden können. Dass diese sich widersprechenden Bereiche so nah beieinanderliegen ist eine Herausforde-

rung im Leben, ein Abwägen der Extreme. Es ist der Schnittpunkt von dem erdhaften Ich und dem göttlichen Selbst, unserem inneren Führer.
Ist die Herzkraft ausgebildet und die Hara – Kraft fehlt, geht irgendwann die Kraft aus. Das Herz allein kann nicht tragen.

Innen- und Außenraum

Der Innenraum beinhaltet den unteren, den mittleren und den oberen Raum.
Ist der Innenraum in die Wahrnehmung gebracht, möchte sich das Innen mit dem Außen verbinden. Das, was wir in uns als Einheit von Geist und Körper erfahren haben, möchte in Beziehung treten mit dem Außen, möchte der Welt draußen begegnen, sich mit ihr verbinden. Es ist eine Verbindung von meinem Ich zu einem Du, das sich im Gegenüber wieder erkennt.
Im Außen erfahre ich meine direkte Verbindung zum Himmel aus meiner Mitte und meinen oberen Räumen heraus und die alles umfassende Weite meines Herzens. Der Atem öffnet und verbindet diese Räume.
Im Innenraum spüre ich mich als Mensch mit meinen Erlebnissen und Erfahrungen, die sich im Laufe des Lebens angesammelt haben.
Im Außenraum begegne ich der Welt, den Menschen, der Natur und den Dingen.
Je mehr ich mich nach innen wende, desto offener werde ich für die Außenwelt.
Der eigene Raum kann sich dann über die Körperwände ausbreiten und die Umgebung mit den anderen Wesen mit einschließen. Durch den Atem sind wir mit der Welt verbunden.
Leben wir zu sehr im Außen, wird das Innere davon bestimmt und manipuliert, leben wir jedoch zu sehr nach innen, verlernen wir, uns mit der Welt auseinanderzusetzen, an ihr teilzunehmen. Auch hier geht es um die rechte Balance.

c) Übungsangebote und deren Wirkung

„Still werden"

Die Voraussetzung für das Einlassen in die Übung ist das Stillwerden, das Üben der Achtsamkeit, das Hineinlauschen ins Innere.
Lasse ich mich auf meinen Hocker nieder, kann ich meine Befindlichkeit wahrnehmen. Welche Gedanken möchten sich lösen? Ich lasse meine Sinneseindrücke los, schließe die Augen und überlasse mich dem inneren Auge.

Das offene Auge führt mich hinaus in die Welt. Sind die Augen geschlossen, ist das Lauschen nach innen möglich. Aber auch für das Lauschen ist zunächst einmal das Ausfiltern des Lärmes, aus dem man kommt, notwendig. Können die Außengeräusche losgelassen werden, bereitet das innere Lauschen den Weg zur Wahrnehmung meines Inneren. Dabei kann in der Stille schon der Atem in das Bewusstsein gelangen.
Wie nehme ich mich wahr? Die Wahrnehmung der Polarität in mir, des oben und unten, Himmel und Erde, Geist und Körper, aber auch der Polarität von männlich und weiblich, links und rechts, der zwei Seiten in mir, die unterschiedlich wahrgenommen werden können.
Nehme ich Verspannungen, Schmerzen wahr?
Nur wenn ich still werde, kann ich das Innen meiner Körperräume ins Bewusstsein bringen, kann ich den Geist in meinen Leib hineinlassen, kann mein Körper eins werden mit dem Geist, dem Atem, der uns trägt, der uns aufrichtet, der uns lebendig macht.
Das Stillwerden ist eine sehr schwere Übung für Anfänger, die noch sehr stark vom Außen gelenkt werden. Gedanken können die Wahrnehmung der Empfindung verhindern, indem sie zu viel Macht bekommen.

Verloren im Gedachten

Wir gehen immer verloren, wenn uns das Denken befällt
Und werden wiedergeboren, wenn wir uns ahnend der Welt

Anvertrauen und treiben - , wie die Wolken im hellen Wind
Denn alle Grenzen, die bleiben, ferner als der Himmel sind

Und es will vieles werden, aber wir greifen es kaum
Wie lang sind wir der Erden ängstlich noch im Traum?

Fragwürdig noch wie lange, da alles sich schon besinnt
Da das, was einstens so bange, schon klarer vorüberrinnt.

Daß uns ein Sanftes geschehe, wenn uns der Himmel berührt
Wenn seine atmende Nähe uns ganz zum Hiersein verführt.

Jean Gebser

„Sich-Niederlassen zum Grund und Bewusstheit der Hände“

Die Füße nehmen Kontakt zum Boden auf, die Fußsohlen spüren zum Boden hin, zur Tiefe. Niederlassen auf dem Hocker, Spüren der Sitzknochen, Sich-Loslassen in den Schultern, Sich-Tragenlassen vom Grund. Immer wieder neu Geschehenlassen.
Spüren der Hände, die auf den Oberschenkeln liegen, das Handinnere, die Handmitte und das Bewusstsein für die Fingerkuppen.
Die Handmitte hat etwas Bergendes, Schutzgebendes, zeigt eine Verbindung zur Mitte, die Handballen eher zum Erdhaften.
Die Fingerkuppen, die eine Beziehung zum oberen Raum, zu den Himmelskräften haben, nehmen Kontakt mit der Tiefe, mit der Erde auf. Ein leichter, fast gedachter Druck führt durch die Beine und die Füße zur Erde.
Der untere Raum kann in eine weitende, öffnende Erfahrung gebracht werden, nach meiner Erfahrung in eine noch größere Tiefe.
In der Wahrnehmung der beiden Hände können sich auch unterschiedliche Themen zeigen. Für mich wurde es immer wieder zur Erfahrung, dass die linke Hand dem Erdraum, der weiblichen Kraft zugehört, die rechte Hand der männlichen Kraft, der analytischen, geistigen Himmelskraft, wie wenn sie mehr dem wissenden, visionären Geist angeschlossen wäre.
Da ich als Pianistin seit meiner Kindheit Klavier spiele, kamen beide Hände immer gleichwertig zur Übung.
Auch beim Klavierspiel übernehmen die Hände unterschiedliche Rollen. Die linke Hand bildet die Basis, spielt die Basstöne in der Tiefe, meistens begleitend und tragend in ihrer Funktion. Die rechte Hand spielt die Melodie, die hohen Töne, übernimmt die Führung. Doch das Zusammenspiel beider Hände lässt letztlich die Musik zur Ganzheit werden. Die Kunst ist das Spiel und Zusammenwirken der beiden Kräfte von Oben und Unten. Die Mitte bildet die Musik in ihrer Schwingung. In der Hand sind wir als ganzer Mensch präsent, ist unser ganzes individuelles Menschsein enthalten. Durch die beiden Hände spüren wir darin noch Differenzierung, Vielfalt und Polarität. Mit den Händen nehmen wir Kontakt zur Welt auf, handeln, berühren, begegnen wir, teilen uns mit durch Gestik oder durch das Spiel eines Instrumentes. Über die Hände können wir uns selbst berühren, wahrnehmen.

„Mit den Händen in den unteren Raum hineinlauschen“

Die Hände fragen nach dem unteren Leib-Raum. Berühren, Wahrnehmen, Hineinlauschen, nach dem Atem fragen. Berührung der Körperwände, Hineinlauschen ins Innere, den Hara-Raum erspüren. Die Hände liegen dabei auf dem Raum zwischen Nabel und Schambein und spüren hindurch bis zum

Kreuzbein. Auch hier wieder durch leichten oder gedachten Druck der Fingerkuppen, ein Fragen nach diesem Raum. Das Fragen, die Begegnung mit uns selbst ist Voraussetzung für die Erfahrung des Empfangens, des Einströmens des Atems in die Tiefe. Wichtig für die Wirkung ist das Nachspüren. Die Hände ruhen dabei auf den Oberschenkeln.

„Die Hände nehmen die Erdkräfte auf und führen sie zur Mitte“

Die Hände zeigen zum Boden, die Handinnenflächen zeigen nach unten, nehmen Kontakt mit der Erde auf, spüren durch die Hände hindurch zu den Basiskräften und ihrer Tragekraft. Die Verbindung zum Atem lässt den Raum wachsen und in die Wahrnehmung bringen. Durch den Einatem nehmen wir den Raum in uns auf.
Die Hände nehmen die Kraft auf und führen sie zur Mitte. Die Hände stellen damit die Verbindung von der Basis zum mittleren Raum her.
Immer wieder von Neuem Aufnehmen der Erdkraft und Hineinnehmen in den Mittenraum, in den Raum der Ich-Kräfte. Ich stelle Verbindung her zwischen dem Getragenwerden von dem Grund zu meinem Dasein hier in der Welt, gebe die Kraft der Tiefe in diesen Raum.
Mit der Zeit entsteht Rhythmus. Rhythmus, der durch den Atem geleitet wird, – mein eigener Rhythmus. Kommt der Atem in dieser vorgegebenen Form frei zum Fließen kann Schwingung entstehen, kann die Verbindung gespürt werden. Es geht auch hier um Geschehen-Lassen, sich dem Atem anvertrauen. Es geht darum Balance zu finden zwischen der vorgegebenen Form und der Freiheit, die Entfaltung, die durch sie möglich wird.
Die Hände finden sich schließlich auf der Mitte und nehmen den neu gewonnenen Raum wahr.

„Sich von einem leichten Wind bewegen lassen“

Bewegt werden, sich bewegen. Wieder geht es um Geschehenlassen, diesmal ohne vorgegebene Form. Ich lasse Bewegung in mir und durch mich geschehen, was nur in Verbindung mit dem freien Atem möglich ist. Bewegung kann entstehen, die durch den ganzen Körper geschieht, die jede Zelle in mir betrifft.
Es geht darum, dass das Erfahrene der Basis und der Mitte dem oberen Raum nun die Möglichkeit der Entfaltung bietet. Die Schwingung kann nur frei werden, wenn die Basis da ist.
Der obere Raum, Schultern, Brustraum, Kopf und dessen Verbindung zum Rumpf sind angesprochen, wollen in Verbindung mit den anderen Räumen gebracht werden.

Ich nehme durch die Bewegung meiner Schultern Raum, der Raum nimmt mich, kommt mir entgegen.
Im Einatem lasse ich mich von dem Raum nehmen, im Ausatem trete ich selbst in Kontakt mit dem Außen. Irgendwann kommt der Impuls wieder neu. Ich überlasse mich meinem ureigenen Rhythmus.
Außen und Innen korrespondieren, ein Austausch von Nehmen und Geben entsteht.
Ich als Leib nehme Kontakt mit dem Außen auf, lasse den Geist des Atems wieder in mich einfließen.
In mir geschieht Wandlung, die Verwandlung des Einatem in den Ausatem. Wenn dies geschehen kann, bin ich ganz Leib im Sinne von der Körper-Geist-Verbindung.
Kann dies geschehen, fühlen wir uns frei.

„Begreifen des Herzraumes"

Eine Hand liegt auf dem Herzraum. Die Handinnenflächen fragen nach diesem Raum. Durch die Handmitte lauschen wir zum Herzen hin. Sanftes Berühren und fragender gedachter Druck mit den Fingerkuppen, wieder Lösen und erneutes Fragen. Weiten und öffnen, ganz sanft und achtsam sich diesen feinen Raum erschließen, ja aufschließen. Die Begegnung weitet sich aus, die Hand dehnt den Raum nach außen, zur Schulter hin. Es ist ein ganz feines Dehnen, je feiner desto tiefer die Wirkung. Berührung auch des Schlüsselbeins und der Stelle darunter, die eine große Empfindsamkeit enthält.
Auch kann nach der Verbindung zu dem hinteren Brustraum gefragt werden, damit der Raum sich auch zum Rücken hin ausweiten kann. Irgendwann beginnt die andere Hand.
Berühren und berührt werden kann eins werden. Gerade im Herzbereich kann die Verbindung in seinem feinsten Punkt, im Herzen, dem Sitz der Liebe gespürt werden.
Die feine Qualität dieses Raumes kann nur in höchster Achtsamkeit erfahren werden.
Oft ist die Erfahrung in diesem Raum auch mit Schmerz verbunden, der dort gespürt wird. Wird der Druck zu fest, kann auch ein Gefühl der Beklemmung eintreten.
Hier sind wir am empfindsamsten, müssen wir uns am meisten schützen, damit wir nicht verletzt werden.

Einkehr des Herzens

Wenn dein Herz wandert oder leidet,
bring es behutsam an seinen Platz zurück
und versetze es sanft in die Gegenwart des Herrn.

Und selbst, wenn du in deinem Leben nichts getan hast
Außer dein Herz zurückzubringen
Und wieder in die Gegenwart unseres Gottes zu versetzen,
obwohl es jedes Mal wieder fortlief,
nachdem du es zurückgeholt hattest,
dann hast du dein Leben wohl erfüllt.

Franz von Sales

„Duft und Hauch“

Die Nase wird wach, nimmt den Atem in achtsamer Weise auf. Der Raum der Tiefe kann angesprochen sein. Das Ein – und Aus kann bewusst wahrgenommen werden.
Die Nase nimmt einen vorgestellten Duft einer feinen Blume, vielleicht einer Rose auf. Ich lasse den Duft in mich hinein und hauche ihn wieder aus.
Das feine Aufnehmen des Duftes spricht den Herzraum an. Der zarte Duft einer Rose entfaltet sich in einem Aufnehmen des Einatems.
Der Hauch, dem Odem Gottes vergleichbar, ist der feine Hauch des Geistes, die feinste innigste Form des Ausatems.
Diese Übung in größter Achtsamkeit geübt, lässt eine heilende Energie in der Gruppe entstehen und kann eine sehr tiefe Wirkung erzeugen.
Die Hände kommen hinzu, begleiten die Atembewegung, nehmen und gestalten den Atem in feiner Weise.
Die Hände finden sich nach dem Üben vor dem Herzraum und sammeln sich dort. Die Handinnenflächen zeigen zueinander. Der Herzraum kann nochmals in seiner Verdichtung zur Wahrnehmung gebracht werden.

Verweile

Gehe nicht in den Blumengarten!
O Freund, gehe nicht dorthin.
In deinem Körper ist der Blumengarten.
Nimm deinen Sitz auf den tausend
Blütenblättern des Lotus,
und da bestaune die unendliche Schönheit!

Kabir

„Verbindung von Oben und Unten über die Mitte"

Die Handaußenflächen zeigen zueinander und finden sich vor der Mitte. Schon in der Sammlung vor diesem Raum taucht der Atem auf, kann das Eingespanntsein geahnt werden. Eingespanntsein zwischen Himmel und Erde. Die Hände bewegen sich im Einatem in den jeweils der Handinnenfläche zugewandten Raum, im Ausatem kehren sie zur Mitte zurück. Immer wieder von Neuem – Rhythmus entsteht.

Die Bewegung führt in die Atempause. Hier geschieht Verwandlung, Loslassen und Neuwerden. Das Üben kann eine sehr starke Wirkung im Spüren der beiden Kräfte haben.

In meiner Erfahrung dieser Übung findet sich meine linke Hand, die für mich zum Erdraum gehört, der Erde zugewendet, meine rechte Hand, die den geistigen Kräften gehört, dem Raum des Himmels.

Wechsel der Hände. Wechsel der Zuwendung. Die Erdqualität wendet sich nun dem Oben zu, die Himmelsqualität dem Unten.

So kommen Oben und Unten in Berührung, der Himmel kommt der Erde näher und umgekehrt.

Irgendwann wechseln die Hände in der Mitte ihre Position. Die untere Hand wechselt nach Oben, die obere nach Unten. Auch da Rhythmus entstehen lassen, immer wieder Wechsel von unten nach oben und umgekehrt.

Die Kräfte verbinden sich dadurch, Himmel und Erde sind in Berührung. Dazwischen ist Spannung, Eingespanntsein zwischen diesen enormen Kräften, die durch dieses Üben gespürt werden können. Wir als Mensch stehen dazwischen und es geht darum die rechte Balance zu finden, Balance, ins Gleichgewicht bringen dieser beiden Kräfte in uns.

„Himmel und Erde verbinden"

Das Gesicht öffnet sich, wird wach und weit. Ein Lächeln kann eingeladen werden. Dabei entsteht Öffnung und Bereitschaft zum Empfangen.
Der Kopf senkt sich zum Brustbein hin. Das Gesicht öffnet sich den Erdkräften, wird von den Erdkräften empfangen.
Im Gesicht zeigen wir uns der Welt, drücken wir unser Wohlsein und Unwohlsein aus, im Gesicht zeigen sich Freude und Trauer. Wenn das Gesicht gelöst ist, können wir uns einlassen.
Aber die Öffnung geschieht nicht nur durch das Gesicht. Senkt sich der Kopf nach unten, öffnen sich hinten der Nacken und das Hinterhaupt. Das Hinterhauptsloch, das auch als Mund Gottes bezeichnet wird, in das sich unbewusste Ebenen öffnen können, öffnet sich nach oben. Wir empfangen die Himmelskräfte in diesem Bereich, lassen Verspannungen los, die in diesem Bereich oft sehr groß sind. Dabei kann der ganze Rücken in eine Dehnung kommen, durch die ganze Wirbelsäule hindurch bis in die Tiefe.
Der Hals und der Nacken sind ein wichtiges Verbindungsglied zwischen Kopf und Rumpf. Es ist ein wichtiger Durchgangsbereich für die leibliche Umsetzung geistiger Erkenntnisse.
Der Kopf kommt wieder zur Mitte zurück, senkt sich dann nach hinten. Der Unterkiefer wird freigegeben, das Gesicht öffnet sich nach oben, nimmt die Himmelskräfte auf, weitet sich, nimmt die lichte helle Kraft in sich auf. Dabei senkt sich das Hinterhaupt in seinen Grund, den Himmelsgrund. Der vordere Hals öffnet sich, die Kehle kann frei werden. Die Übung wirkt befreiend für die ganze Vorderseite.
Zurückkommen zur Mitte. Es geschieht wieder Loslassen und Neu-Geschehen-Lassen, Rhythmus zwischen Himmel und Erde, der sich in uns findet.
Eine Bewegung entsteht zwischen Oben und Unten, Vorne und Hinten. Alles ist in Allem enthalten. Es geht um das Schwingen dieser Polarität in uns.
Die Hände und Arme finden sich ein in diesen Rhythmus. Sie öffnen sich in Begleitung des Gesichts dem Himmels – und dem Erdraum. In der Mitte kommen sie auf dem Herzen zum Ruhen, um sich erneut wieder zu öffnen.
Beim Öffnen nach unten Raum in den Achselhöhlen entstehen lassen. Nach Oben können wir uns ganz dem Himmel öffnen. Diese Gebärde hat oft eine sehr befreiende, öffnende Wirkung im Herzraum und in den Flanken. Durch Hände und Arme nehmen wir Kontakt nach Außen auf.
In unserem Herzen wird Verbindung eingeladen. Das Herz öffnet sich immer wieder neu, um zu empfangen.
Die Wirkung dieser Übung liegt in der Wandlungsmöglichkeit, der Verbindung der Polaritäten von Oben und Unten und deren großen Öffnungsmöglichkeiten.

Zwischen den Polen von Bewusstheit und Unbewusstheit
Macht der Kopf eine Schaukel:
Daran hängen alle Wesen und Welten,
und das Schwingen, nie endet`s den Schwung.
Millionen von Wesen sind dort.
Sonne und Mond
In hrem Lauf
Sind dort.
Millionen Zeitalter vergehen –
Und das Schwingen geht weiter.
Nur Schwingen!
Himmel, Erde, Luft und Wasser und
Der Herr selbst,
wenn er Form wird:
Und dieses Schauen machte Kabir
Zum Knecht Gottes.

Kabir

„Vokalräume u und ü"

Das „u" und das „ü" im Wechsel tönen. Bevor wir tönen, können wir das „u" und das „ü" stumm üben, kontemplieren.
Durch das innere Aufnehmen des Vokals bilden sich bereits Atemräume.
Im Einatem nehme ich das „u" in mich auf, der Beckenraum öffnet sich, kann in seiner Weite und Tiefe wie eine Schale, die sich nach oben öffnet, erfahren werden.
Beim nächsten Einatem nehme ich das „ü" in mich auf. Der obere Raum ist angesprochen. Das „ü" schwingt im oberen Kopfbereich und öffnet mich noch darüber hinaus, durch den Scheitelpunkt hindurch den himmlischen Kräften.
Gleichzeitig gibt es eine Verbindung in die Tiefe zum Beckenboden.
Das „ü" stellt Verbindung her, richtet auf. Das „u" lädt die weibliche Kraft ein in den Erdraum, das „ü" die männliche in den geistigen Raum.
Das „ü" regt sehr stark die seelisch-geistigen Kräfte an und lässt durch den Wechsel mit dem „u" eine Verwandlung des Unteren Raumes in eine feinstoffliche Schwingung geschehen.
Himmel und Erde werden miteinander verbunden. Die Räume Unten und Oben können sich öffnen und durch den Wechsel ist auch wieder die Mitte angesprochen.

Beim Tönen der Vokale werden zusätzlich Resonanzräume zum Klingen gebracht.
In größter Achtsamkeit geübt kann der Körper in eine feine Verbindung mit dem Geist kommen. Der Körper wird Instrument, durch den es tönt.
Auch hier Geschehenlassen und dem eigenen Rhythmus vertrauen. Es ist kein aktives Singen, welches besonders laute, lange und schöne Töne hervorbringen soll.
Für mich als geübte Sängerin war es anfangs schwer, von meiner Gesangsvorstellung zu lassen und mich meinen Körperklängen hinzugeben.
Das stumme Üben, das Kontemplieren, lässt dem Hineinlauschen ins Innere mehr Raum. Das Tönen bringt in zarter Weise etwas in Schwingung und Resonanz in mir, aber auch in der Gruppe. Das Tönen in der Gruppe kann etwas sehr Heilsames bewirken. Der Außenraum verbindet sich hörend und spürend mit dem Innenraum.
Es ist ein hörendes Nehmen der Klänge aus dem Raum und ein tönendes Geben meines eigenen Tones. Die Hände kommen hinzu und gestalten die Form des Atems.
Zusammen ergibt sich eine Sinfonia, ein Zusammenklingen von Tönen, die wieder zusammen eine Einheit werden.
In meiner Erfahrung tauchte in der Nachwirkung der Herzraum auf, geöffnet und geweitet.

Traum nach einem Kurs bei Herta Richter in der Karwoche 2002, nachdem wir als Abschlussübung die Klangräume „u" und „ü" geübt hatten:
Ich träumte von einem Haus, das ich von früher kannte. In meiner Erinnerung waren es ursprünglich zwei Räume. Der untere war dunkel und kalt, der obere, der nur über Umwege von außerhalb zu erreichen war, war fast grell und zugig. Die beiden Räume hatten keinen Zugang zueinander. Die Decke trennte sie. Es gab keine Verbindung. Nun trat ich also wieder in dieses Haus ein, durch eine große Türe. Der Raum hatte sich vollkommen verändert. Beide Räume hatten sich verbunden. Die trennende Decke war durchbrochen und der gesamte Raum war jetzt eine Einheit. Ein wunderschöner, großer sakraler Raum, warm und mit warm leuchtenden Licht durchdrungen. Ganz oben befand sich eine Bibliothek, in der das Wissen der Menschheit zu lesen war. Die Bücher waren mit einer Leiter zu erreichen. Der Raum war sehr schön, fast orientalisch eingerichtet.

Die Trennung von Oben und Unten hatte sich verwandelt in Weite, Wärme und atmendem Raum. Die Mitte war kein abgegrenzter Raum, sondern war durchdrungen von Licht und Atem, der den ganzen Innenraum erfüllte.

4.) Die Musik als Abbild des Menschen

In der Musik schöpft sich der Mensch ein Abbild seiner selbst. Der Mensch schafft sich ein Abbild in Tönen. Durch Melodik, Harmonik und Rhythmus entsteht eine Ganzheit, die uns als Mensch ähnlich ist, in der wir schwingen können, in der wir uns erinnern können an unser wahres Wesen tief in unserem Inneren.

„Kunst ist Spiegelung des Lebens auf einer höheren Ebene, in der das Zufällige, Nebensächliche entschwand zugunsten einer dem Alltagsauge verborgenen Gesetzmäßigkeit, einer inneren Schönheit, die doch Wahrheit ist." (Edwin Fischer, Musikalische Betrachtungen, S. 13)

Im kosmischen Material der Töne drückt sich der Mensch aus, zeigt sich in seiner Verwundbarkeit, seinem Schmerz, seiner Freude, – findet Lösungen in musikalischen Formen.
Im Ton selbst liegt Gesetzmäßigkeit, er schwingt nicht allein, sondern ist eine Komposition aus Obertönen. Durch das Zusammenerklingen dieser Obertöne entsteht der spezifische Klang eines Instrumentes, sind doch bei jedem Instrument die Zusammenstellung der Obertöne verschieden.
Der Dreiklang ist durch das Gesetz der Harmonie bestimmt. Der leere Quintraum bekommt durch den Ton in der Mitte seine seelische Qualität, wird je nach Größe der Terz Dur oder Moll, was verschiedene Gefühlsqualitäten auslöst.
In der musikalischen Form drückt sich letztlich der Lebensprozess aus. Ich möchte dies an der Sonatenhauptsatzform zeigen, die für mein Empfinden einen solchen Prozess in idealer Weise darstellt.
In einer Exposition (1.Teil einer Sonate) zeigen sich verschiedene Elemente unseres Wesens. Meist sind es zwei Themen, die sich widersprechen, zwei Pole, – laut und leise, männlich und weiblich, rhythmisiert und gleichmäßig, hell und dunkel, Moll und Dur.
Zwei Kräfte, die sich widersprechen und die der Komponist versucht, in der Durchführung (2. Teil einer Sonate) zu verknüpfen, zu verbinden, aus ihnen etwas Neues in Form von neuen Motiven und Modulationen entstehen zu lassen, um letztlich geläutert oder gewandelt in der Reprise (3. Teil einer Sonate) wieder zu erscheinen. Die gleichen Themen des Anfangs erscheinen gewandelt, vor allem, und das ist das Entscheidende, die höchste Spannung, der höchste Widerspruch im harmonischen Spannungsfeld ist von ihnen genommen. Nicht mehr das Spannungsverhältnis Dominante – Tonika (Spannung – Entspannung) , zweier auseinander strebender Tonarten ist vorhanden, sondern der Ausgleich wurde geschaffen durch das Angleichen der Tonarten. Der Prozess der Sonate endet somit in den transformierten Themen.

In dieser Form zeigt sich der Auftrag des Menschen. Es geht um Verbindung von sich widersprechenden Elementen in uns selbst.

Die Übung

Da ich in den letzten Jahren großenteils als Klavierpädagogin gearbeitet habe, konnte ich an meinen Schülern und mir selbst studieren, was Üben bedeutet und wie Lernprozesse verlaufen. Das Klavierüben ist für mich eine Übung an uns selbst, uns unserer Stärken und Schwächen bewusst zu werden, dem Musikstück, uns selbst gerecht zu werden, die Verbindung und den Zugang zur Loslösung von den äußeren Bedingungen zu bekommen, damit die Musik in eine geistige Schwingung kommen kann. Als Übende sind wir oft noch ganz weit weg von diesem höchsten Ziel.

Das Üben eines Musikstücks stellt für mich eine Übung am Menschsein dar. Wir müssen zunächst Technik erlangen, mit unserem Körper bis in die feinsten Bewegungen der Finger umgehen lernen. Es hat mit dem richtigen Sitzen im Hara zu tun und dem Loslassen in den Schultern, was die Voraussetzung für das Loslassen und die Entfaltung der Schwingung unserer äußeren Bewegung ist, die einer inneren Bewegung folgen kann.

Das sind äußere Bedingungen des Körpers, die bei jedem Menschen verschieden sind. Jeder Mensch drückt sich in seiner eigenen Art und Individualität aus.

Für das Musikstück selbst ist Geist und Seele gefragt, zu begreifen, welch innerer musikalischer Prozess verlangt ist oder zu erspüren, welche Seelenqualität darin liegt. Auch die Kunst, Übergänge zu spüren, Veränderung, Wandel. Das fällt den meisten auch schon fortgeschrittenen Schülern schwer. In einer musikalischen Pause kann sich zum Beispiel ein ganz neuer Raum öffnen und eine neue Stimmung hervorbringen, eine neue Seelenqualität. Aus der Kraft eines starken Themas kann durch den Moment des Innehaltens die Feinheit und Zartheit einer neuen musikalischen Phrase erspürt werden.

Erst wenn all dies zusammenwirken kann, wir Gefäß werden für den Geist, können wir das Wesen der Musik in uns spüren und die Musik kann durch uns wirken. Davon können auch andere Menschen berührt werden, bei denen die Schwingung im Inneren eine Resonanz findet.

„Man fühlt nicht mehr: Ich spiele, sondern es spielt, und siehe, alles ist richtig; wie von göttlicher Hand gelenkt entfließen die Melodien Ihren Fingern, es durchströmt sie, und sie lassen sich von diesem Strömen tragen, und Sie erleben in Demut das höchste Glück des nachschaffenden Künstlers: nur noch Medium, nur Mittler zu sein zwischen dem Göttlichen, dem Ewigen und den Menschen."(E. Fischer, Musikalische Betrachtungen, S. 36)

Wenn das geschehen kann, – wenn der Künstler eins wird mit der Musik –, ist es eine Gnade für den Musiker genauso wie für den Zuhörer. Viele Künstler

kämpfen mit dem Anspruch, dass sie doch endlich gesehen werden und man sich mit ihrer Großartigkeit beschäftigen müsse. Dies zu überwinden und zurückzutreten hinter die Musik könnte das Ziel so mancher Künstler sein.
Die Arbeit am Atem ließ mich diese Zusammenhänge von einem neuen Blickwinkel betrachten, die Musik in ganz neuer Weise zu erfahren, hörend und selbst ausübend.

5.) Schluss und Ausblick

Der Weg zum Herzen, zur wahren Mitte, ist für mich wesentlich, denn die Heilung geschieht aus dem Herzen heraus.
Ist der Therapeut in seinem Herzen bereit, kann durch ihn im Anderen etwas berührt werden, kann im Anderen Heilung ermöglicht werden.
Wenn ich den Wandel in mir selbst erfahren habe, kann ich darauf vertrauen, dass er auch im Gegenüber möglich werden kann.
Wesentlich ist die Geduld, – nicht im Klienten etwas zu erwarten, das er noch nicht leben kann. Den richtigen Zeitpunkt für Wandlung kann ich als Therapeut nicht bestimmen – er geschieht. Ich kann nur den Raum für Wandlung geben.
Wandlung heißt nicht, sich zu verändern, ein anderer Mensch zu werden, sondern sich zu seinem Wesen hin zu wandeln, zu dem zu kommen, als der wir gedacht sind. Und so sind wir wieder am Anfang angekommen, denn es beginnt von Neuem.

Ich lebe mein Leben in wachsenden Ringen,
die sich über die Dinge ziehn.
Ich werde den letzten vielleicht nicht vollbringen,
aber versuchen will ich ihn.

Ich kreise um Gott, um den uralten Turm,
und ich kreise jahrtausendelang;
und ich weiß noch nicht: bin ich ein Falke, ein Sturm
oder ein großer Gesang.

Rainer Maria Rilke

Literatur

Die Bibel. Verlag Katholisches Bibelwerk, Stuttgart 1998.

Karlfried Graf Dürckheim: Vom doppelten Ursprung des Menschen, Herder Verlag, Freiburg 1973.

Karlfried Graf Dürckheim: Hara. Die Erdmitte des Menschen. Otto Wilhelm Barth Verlag, Bern/München/Wien 1997.

Edwin Fischer: Musikalische Betrachtungen. Ogham Verlag, Stuttgart 1992.

Anselm Grün: Die Osterfreude auskosten. Vier-Türme Verlag, Münsterschwarzach 2001.

Willigis Jäger: Geh den inneren Weg. Texte der Achtsamkeit und Kontem-plation. Herder Verlag, Freiburg 1999.

Willigis Jäger: Suche nach dem Sinn des Lebens. Verlag Via Nova, Petersberg 1999.

Jill Purce: Die Spirale – Symbol der Seelenreise. Kösel Verlag, München 1988.

Rainer Maria Rilke: Die Gedichte. Insel Verlag, Frankfurt 2001.

Astrid Schünemann: Himmel, Mensch und Erde im Erfahrbaren Atem. Verlag Astrid Schünemann, Heidelberg 1992.

David Steindl-Rast: Die Achtsamkeit des Herzens – Ein Leben in Kontemplation. Goldmann Verlag, München 1988.

Autorenverzeichnis

Mica Claus
geboren 1948 in Berlin während der Luftbrücke. Seit 1972 in München. Heilpädagogische Arbeit mit Kindern und Jugendlichen. 1978 Begegnung mit Herta Richter. 1980 bis 1983 Ausbildung zur Atempädagogin. Seit 1987 Mitarbeiterin von Herta Richter im Atemhaus München.

Indira Daehr
geboren 1952. Studium für das Lehramt, Heilpraktikerausbildung. 1980 Ausbildung in Atemtherapie bei Herta Richter. 1984 eigene Praxis. 1988 Mitarbeiterin in der Ausbildung im Atemhaus München Herta Richter.

Gabriele Engert-Timmermann
Klavierstudium an der Hochschule für Musik, München; Examen in Klavier und Musikpädagogik. Unterrichtstätigkeit (Klavier, mus. Früherziehung). Seit 1988 Beschäftigung mit dem Didjeridu (Leitung von Bau- und Spielkursen). Aufführungen klassischer und experimenteller Musik. Selbsterfahrung mit Musiktherapie und bioenergetischer Analyse. Atemtherapie-Ausbildung bei Herta Richter (München). Lehrbeauftragte der „Berufsbegleitenden Weiterbildung Musiktherapie“ am Freien Musikzentrum München. Freie Tätigkeit als Musikpädagogin und Atemtherapeutin.

Susann Furtwängler
geboren 1957. Aufgewachsen in Württemberg. Seit 1987 Musiklehrerin an einer Waldorfschule in München. Verheiratet. Mutter zweier kleiner Söhne. 1994–2000 Ausbildung zur Atempädagogin bei Herta Richter. Schwerpunkte der Arbeiten: Atem und Stimme.

Ulla Lorenz
Studium der Germanistik, Philosophie und Psychologie in Graz/Österreich. Eine anschließende Ausbildung zur Geburtsvorbereiterin brachte erste Berührungen mit der Atemarbeit. Es folgte eine berufliche Umorientierung. 1985 Ausbildung in Atemtherapie bei Herta Richter. Seit 1989 eigene atemtherapeutische Praxis. Von 1994 bis 2002 war ich in der Ausbildung im Atemhaus München Herta Richter tätig.

Dieter Mittelsten Scheid
geboren 1942. Dr. med., Psychotherapeut und Atemtherapeut. Ausbildungen in Psychiatrie, humanistischer Psychotherapie, Atemtherapie und funktionaler Integration nach Feldenkrais. Gründer und Mitarbeiter im Therapiezentrum Coloman bei Wasserburg. Seit 20 Jahren Leitung von Schweige- und Bewußtseinsretreats in Poci/Toscana. Freie Praxis für Atemtherapie und Lebensberatung in München und Italien.

Herta Richter
Studium Germanistik, Gesang, Atemtherapie. Heilpraktikerin, seit 1965 eigene Praxis. Um 1970 Beginn der Gruppenarbeit. Ab 1975 Ausbildungsangebote. 1995 von der AFA anerkannte Ausbildungsstätte: „Atemhaus München Herta Richter", deren Leitung im Sommer 2004 an die beiden langjährigen Mitarbeiterinnen Indira Daehr und Mica Claus überging. Herta Richter bietet Atemtherapeutinnen, die die Schule absolviert haben, Supervision und Fortbildung an. Außerdem leitet sie Atem-Seminare an verschiedenen Orten im In- und Ausland.

Christl Thienwiebel
geboren 1955. Studium der Sonderpädagogik und Promotion. Langjährige Lehrtätigkeit mit sehgeschädigten Kindern und Jugendlichen sowie in der Erwachsenenbildung. 1991 Ausbildung zur Atemtherapeutin bei Herta Richter. Atempädagogischer Lehrauftrag an der Pädagogischen Hochschule Heidelberg.

Sigrid Zörgiebel
geboren 1959. Studium der Schulmusik und Musikwissenschaft in Karlsruhe. Nach zehnjähriger Tätigkeit als Musiklehrerin in der Schule Schloss Neubeuern Atemtherapieausbildung im Atemhaus Herta Richter in München. Abschluss mit dem Afa-Diplom im Februar 2003. Freie Tätigkeit als Klavierpädagogin, Chorleiterin und Chorsängerin. Kurse in Atemtherapie für Erwachsene und Jugendliche mit Lernstörungen und atempädagogische Einzelarbeit. Sie lebt und arbeitet in Neubeuern/Inn.

Reader Musiktherapie

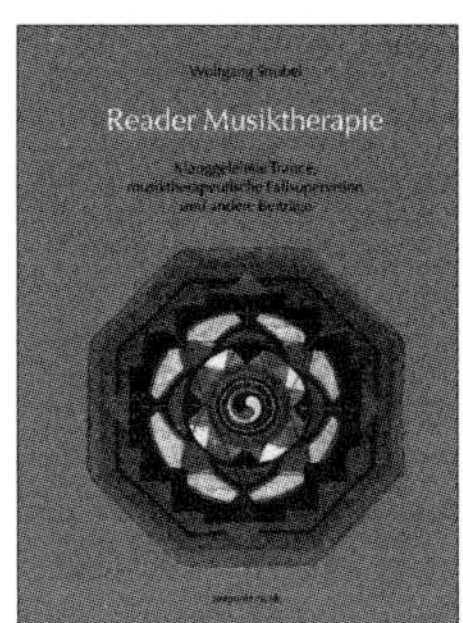

Klanggeleitete Trance, musiktherapeutische Fallsupervision und andere Beiträge

Von Wolfgang Strobel
1999. 24 x 17 cm. 232 S., kart., (3-89500-135-X)

Auf der Basis jahrzehntelanger psychiatrisch-psychotherapeutischer Erfahrungen, der genauen Kenntnis verschiedener psychotherapeutischer Schulen und musiktherapeutischer Ansätze entwickelt der Autor sein Konzept der Musiktherapie, bei dem die „Klanggeleitete Trance" und die Einbeziehung des Körpers einen immer größeren Anteil ausmachen. Alte schamanische Traditionen dienen als Anregung für seine Arbeit mit veränderten Wachbewußtseinszuständen, für heilende Rituale und Tänze. Das Spiel auf archaischen Instrumenten und der therapeutische Umgang mit Klangarchetypen sind wichtige Bestandteile seiner Arbeit.

Musik als Begegnung

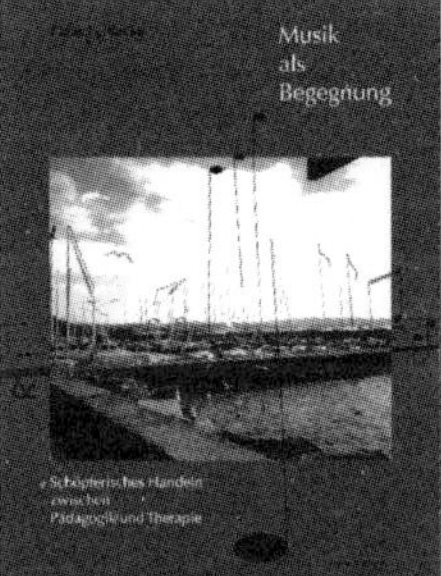

Schöpferisches Handeln zwischen Pädagogik und Therapie

Von Klaus Leidecker
2002. 24 x 17 cm. 164 S., kart., (3-89500-256-9)

Unsere Zeit fordert die Besinnung auf ureigene Kräfte der Musik als Profession im Spannungsfeld zwischen Kunst, Pädagogik und Therapie und gleichzeitig ihre natürliche Einbindung in aktuelle gesellschaftliche Problemstellungen: Musik als Begegnung „sucht" den Menschen auf – als Übenden, als Lernenden, als Sich-Entwickelnden, als Klienten ... – im Kontakt mit seinen individuellen Kraftquellen, im Kontakt mit der Welt als Komposition, als Spiegel. Musik kann Seismograf und Wegbegleiter sein, davon erzählt dieses Buch. Als Themenbereiche werden Akustische Ökologie, Elementare Musik, auch Beiträge zur Musikanthropologie angesprochen sowie methodisch-didaktische Ansätze aus der Werkstatt-Arbeit des Autors mit Musik- und Sozialpädagogik-StudentInnen.

Fenster zur Musiktherapie

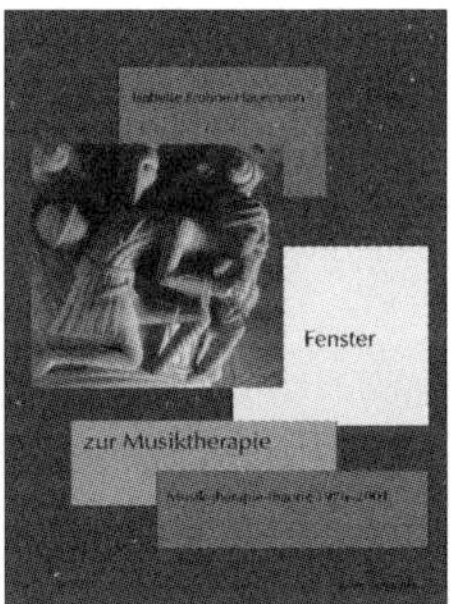

Musik-therapie-theorie 1976–2001

Von Isabelle Frohne-Hagemann
2001. 24 x 17 cm. 328 S., kart., (3-89500-255-0)

25 Jahre Musiktherapie: Grundkonzepte der Musiktherapie im Rückblick und mit Ausblick. Dieses Buch eröffnet einen äußerst spannenden und vielseitigen Einblick in die Geschichte, Theorie und Praxis Integrativer Musiktherapie. Das Buch faßt ausgewählte Aufsätze und Vorträge zusammen, in denen sich die Autorin zu verschiedenen klinischen und auch sozialtherapeutischen Themen äußert. Viele Fenster werden dabei auch mit Blick auf philosophische und erkenntnistheoretische Fragestellungen in der Musiktherapie geöffnet. Zudem führt die Autorin in die Supervision musiktherapeutischer Prozesse und die Supervision mit musiktherapeutischen Techniken ein, die nicht nur für MusiktherapeutInnen interessant sein dürften.

ZwischenWelten

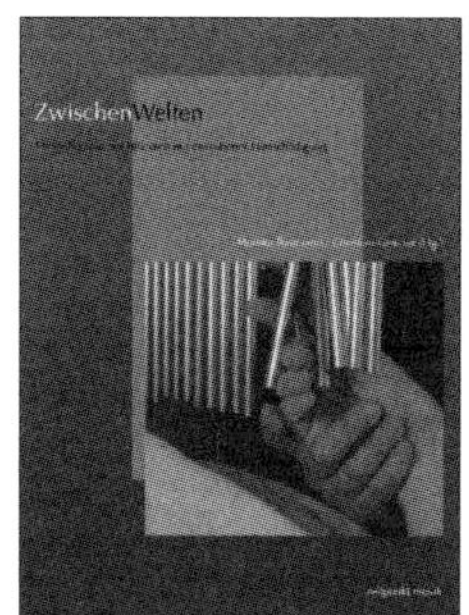

Musiktherapie bei Patienten mit erworbener Hirnschädigung

Hg. von Monika Baumann und Christian Gessner

2004. 24 x 17 cm. 340 S., kart., (3-89500-371-9)

Obwohl noch recht jung auf diesem Gebiet, hat sich die Musiktherapie als wirksame Behandlungsform bei Patienten mit erworbener Hirnschädigung etabliert. Damit entwickelte sich ein eigenes Berufsbild, das in diesem Buch erstmals umfassend dargestellt wird.
In einfühlsamen Beschreibungen von Therapieprozessen werden musiktherapeutische Interventionen und Methoden in den verschiedenen Rehabilitationsphasen herausgearbeitet. Durch praxisbetonte Schilderungen und viele Fallbeispiele bekommen Laien wie Fachleute einen Einblick in diese Arbeit. Musiktherapeuten, die neu in diesem Bereich tätig werden wollen, finden Orientierungshilfen und konkrete Anregungen.

Empfinden – Hören – Sehen
Welche Zugänge wählen nonverbale Psychotherapien?

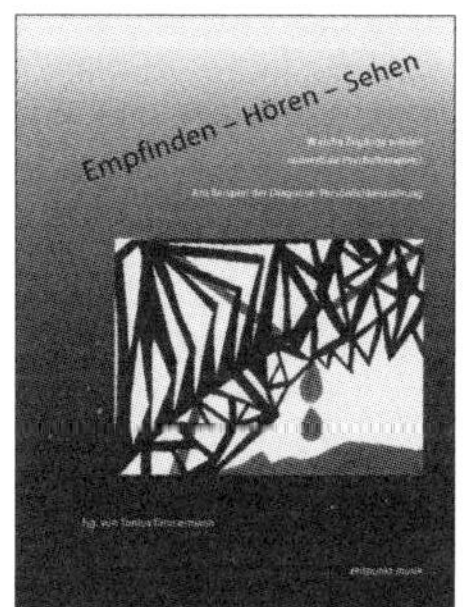

Am Beispiel der Diagnose „Persönlichkeitsstörung“

Hg. von Tonius Timmermann
2004. 24 x 17 cm. 180 S., 31 Abb., kart., (3-89500-379-4)

Die Frage, welche nonverbale Therapieform für einen Patienten geeignet ist, interessiert die betroffenen Therapeuten und Ärzte, die aufgrund der diagnostischen Abklärung nach geeigneten Therapieverfahren für einen Patienten suchen und hierfür konkreter Kriterien bedürfen. Am Beispiel der Diagnose „Persönlichkeitsstörung“ werden in sieben Falldarstellungen die Zugänge zu dieser seelischen Problematik über Körper und Atem, Kunst, Tanz, aktive und rezeptive Musiktherapie dokumentiert. Zusammenfassend werden schließlich Möglichkeiten und Grenzen, Unterschiede und Gemeinsamkeiten der jeweiligen Methoden reflektiert.

Zur Idee des therapeutischen Nachnährens – was kann Musiktherapie leisten?

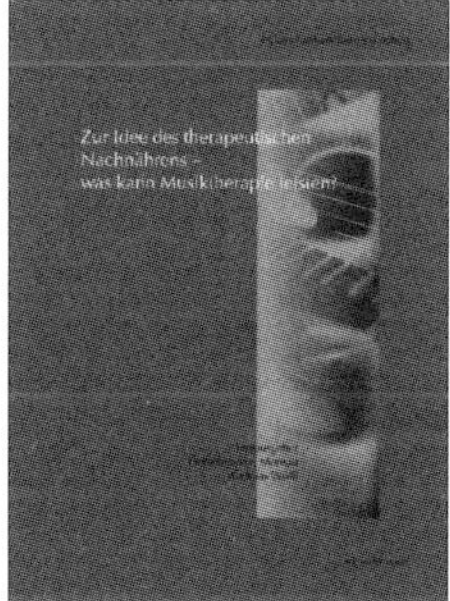

Beiträge der 10. Musiktherapie-Tagung
des freien musikzentrum münchen e.V.

Hg. von Dorothee von Moreau und Andreas Wölfl
2002. 24 x 17 cm. 112 S., kart., (3-89500-295-X)

Die Beiträge dieses Buchs führen Sie an dieses in Fachkreisen kontrovers diskutierte Thema heran und geben einen lebendigen und theoretisch fundierten Einblick in die Wirksamkeit der musiktherapeutischen Beziehung. Die Autoren verdeutlichen Möglichkeiten und Gefahren intensiver Beziehungsarbeit in der Therapie und verweisen auch auf historische Annahmen und Irrtümer in der psychotherapeutischen Theoriebildung. Ein fachlich fundiertes, lebendiges Buch.